DIE REISE...

H. Nina Larisch-Haider

DIE REISE VON DICK NACH SCHLANK

ÜBERGEWICHT ALS CHANCE

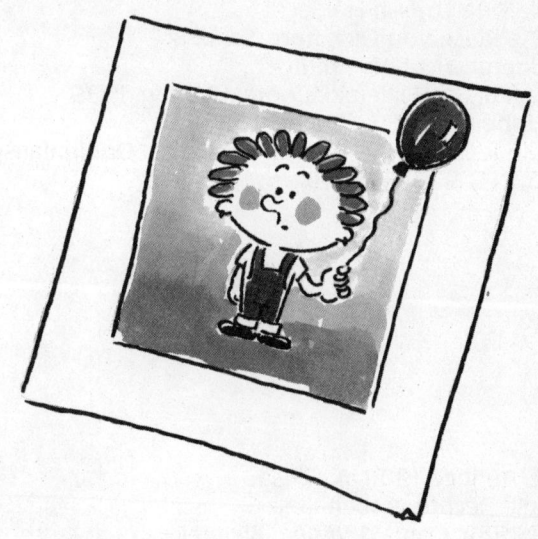

Illustrationen / Buchgestaltung:
Franz Josef Wiewel, Bielefeld

CIP-Kurztitelaufnahme der Deutschen Bibliothek
H. Nina Larisch-Haider.
Die Reise von Dick nach Schlank –
Übergewicht als Chance
1. Auflage, Bielefeld, Context Verlag, 1989
Einheitssacht.:
Die Reise von Dick nach Schlank – Originalausgabe
ISBN 3-926257-04-0

2. Auflage 1989, 4.-6. Tsd.
© 1989, Context Verlag, Bielefeld
Harald Gries, Uta Bodewig, Joachim Kamphausen GbR
Postfach 1750, D-4800 Bielefeld 1, Tel.: 0521-67179

Bearbeitung: Marion Meier
Umschlaggestaltung: Franz Josef Wiewel
Satz: satzbau
Druck: Clausen & Bosse

ISBN 3-926257-04-0

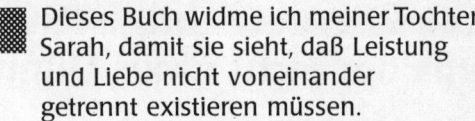 Dieses Buch widme ich meiner Tochter
Sarah, damit sie sieht, daß Leistung
und Liebe nicht voneinander
getrennt existieren müssen.

Ich danke von ganzem Herzen meinem Mann Peter und meinen Freunden Diana, Cornelia, Christian,
Sabine, Wolfgang und Franz, die mir
mit Rat und Tat zur Seite gestanden
sind, so daß dieses Werk neben meiner Aufgabe als geistige Lehrerin und
Mutter entstehen konnte. Ich danke
insbesondere meiner Tochter Laura,
die es schaffte, mein Herz so zu öffnen, daß ich den Weg der Liebe
finden konnte.

Ich danke meinen Verlegern Joachim
und Karuno, die mich aufforderten,
dieses Buch zu schreiben, was ich
ohne sie sicher nicht getan hätte. Ich
danke Ihnen für die Erfahrungen, die
ich durch dieses Buch machen durfte.

Mai 1989   Nina Larisch-Haider

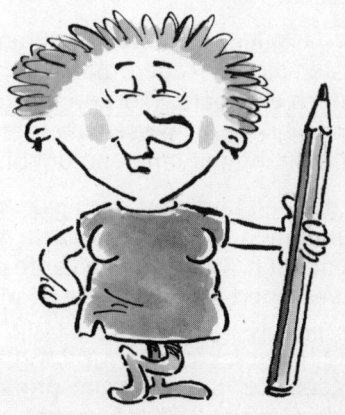

Die übergewichtige Psyche
aus der Sicht eines Dünnen

Vor kurzem fragte ich eine Freundin, die mit ziemlich barocken Formen ausgestattet ist, nach ihrer Kleidergröße. Sie setzte ihr unschuldigstes Kinderlächeln auf und antwortete: „Ich habe Größe 40, aber bei mir sitzt Größe 42 am besten!"

Das ist die entwaffnende Logik eines Menschen, der „vielleicht ein paar Gramm zuviel" hat. Diese Antwort zeugt zwar von mangelnder Ehrlichkeit sich selbst gegenüber, sie hat aber auf mich darüber hinaus auch eine gewinnende Wirkung: man sieht sich positiv, setzt zur Kompensation des Mangels „Übergewicht" eine Menge Charme und Herzlichkeit ein.

Ich kenne einige übergewichtige Frauen und obwohl ich, ehrlich gesagt, „dick" nicht gerade hübsch finde, mag ich vieles an diesen Frauen sehr: sie können genießen, nicht nur ein Stück 'Schwarzwälder-Kirsch', sondern auch Musik, Lebensfreude, Schönheit, ein Gespräch, gemeinsam lachen — eben Lebensfreude! Dicke lieben es, aus dem Vollen zu schöpfen. Und so haben sie nicht nur mehr als genug zum Essen zu Hause, sondern mehr als genug zum Anziehen, mehr schöne Blumenvasen als gebraucht werden, Ersatztischdecken und und und! Es ist einfach alles da, was Herz und Körper begehren. Sie lassen sich nicht durch solch banale Gründe, wie „ich habe keinen Platz für ein drittes Sofa" vom Leben abhalten.

Und das mit dem dicken Fell stimmt auch irgendwie: Obwohl die meisten dicken Frauen, die ich kenne, sehr sensibel sind, können Sie doch eine ganze Portion Witz und Kritik mehr vertragen. Vielleicht, weil sie eh' wissen, daß sie nicht perfekt sind. Das macht den Umgang mit ihnen so unkompliziert und direkt.

Am meisten fasziniert mich jedoch die Kreativität meiner dicken Freundinnen, die sie entwickeln, wenn sie sich eigentlich bewegen müßten. Sie haben im Laufe der Jahre ihren Charme unendlich verfeinert, so daß es eine reine Freude ist, für sie all die kleinen Botengänge und Gefallen zu tun, die sie selbst vielleicht aus der Puste bringen könnten! Und wenn sie es dann schaffen, daß ich die ganze Zeit um sie herumspringe, sehen sie fast so selig aus als würden sie sich selbst bewegen.

Wenn Sie also abnehmen wollen, gratuliere ich Ihnen zu diesem Entschluß; denn mit viel unnötigem Ballast durch's Leben zu schnaufen, halte ich nicht für erstrebenswert! Aber nehmen Sie an den richtigen Stellen ab. Legen Sie Ihre Schwere ab, ihre unlösbaren Probleme, ihre Trägheit, und behalten Sie Ihre Weichheit, Ihre Empfindsamkeit, Ihren Einfallsreichtum. Bleiben Sie innerlich rund, großzügig und genießerisch. Auf daß wir Dünnen von Ihnen das Aus-der-Fülle-kommen lernen können.

Ninas Buch wird Ihnen dabei ein wertvoller Begleiter sein.

Peter Halama

Dieses Buch handelt vom Dicksein und vom Schlanksein. Es
zeigt Ihnen den Weg auf,
wie man vom einem „Ort" zum
anderen kommen kann.

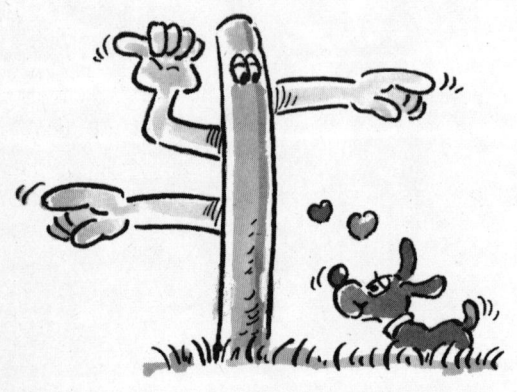

Inhaltsverzeichnis

Hinweis:

Klären Sie mit Ihrem Arzt, ob Ihrem Übergewicht eine Erkrankung zugrunde liegt.

Insbesondere Unterzucker, Unterfunktion der Schilddrüse und Candida stehen einem Abnehmen im Wege und bedürfen einer ärztlichen Behandlung.

Innen wie außen, außen wie innen

Einführung

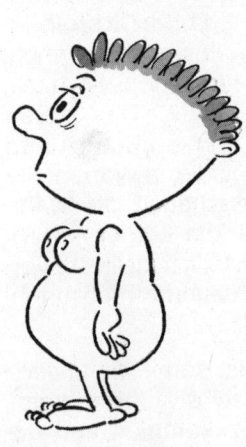

Millionen von Menschen auf der ganzen Welt stehen am Ort **Dick** und wissen nicht, wie sie zum Ort **Schlank** kommen können, obwohl sie sich das sehnlichst wünschen.

Geht Ihnen das auch so? Haben Sie schon etliches ausprobiert und es nicht geschafft, schlank zu werden?

Wie kommt das? Es liegt vor allem daran, daß das Problem Übergewicht gesellschaftlich als ein äußeres Problem angesehen wird (zuviel Essen) und man es dadurch auch mit äußeren Mitteln (Diäten, Pillen, etc.) „bekämpfen" will.

Übergewicht ist jedoch in den allerwenigsten Fällen ein äußeres Problem, sondern in den meisten Fällen liegen innere Konflikte (oder ein innerer Konflikt) vor, die mit dem Übergewicht zugedeckt sind. Da sich alle äußeren Methoden der Gewichtsreduzierung nicht mit diesen inneren Konflikten befassen, müssen sie letzten Endes versagen. Das ist eine Tatsache, die schon lange bekannt ist, jedoch kaum publik gemacht wird, da ein großer Teil unserer Wirtschaft von den Menschen lebt, die abnehmen und lieber ihre Probleme außerhalb von sich sehen wollen.

Mit diesem Buch will ich Ihnen eine ganz einfache Botschaft vermitteln:

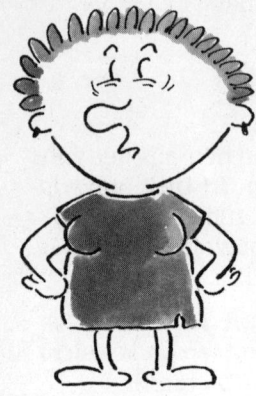

Um Ihr „Über"-Gewicht dauerhaft aufgeben zu können, müssen Sie bereit sein, sich mit Ihrem Inneren zu befassen, um das Äußere, d.h. Ihr Dicksein, zu verstehen und auflösen zu können. Ihre Frage sollte lauten: „Was ist in mir, was sich außen zeigt?" (Das Außen kann sowohl Ihr Körper als auch Ihre Umwelt sein.) Mit anderen Worten: Sie sollten sich nicht scheuen, die Wahrheit über Ihren dicken Körper herauszufinden. Das ist wirklich die beste Voraussetzung, um dauerhaft abzunehmen!

Ihr Übergewicht ist somit *die Chance*, Kontakt mit sich selbst aufzunehmen, sich selbst näherzukommen und die inneren Konflikte (oder den inneren Konflikt), die dem Dicksein zugrundeliegen, aufzuspüren und aufzudecken. Dies ist kein leichtes Unterfangen, nachdem Sie wahrscheinlich, wie die meisten Menschen, gelernt haben, sich hauptsächlich mit äußerlichen Dingen zu befassen.

Diese Hinwendung zu sich selbst ist die Voraussetzung dafür, das Übergewicht loszulassen.

Ihr Körper zeigt Ihnen auf jeden Fall sehr deutlich, daß in Ihrem Inneren etwas nicht stimmt, möglicherweise sogar in Ihrem äußeren Leben (was natürlich wieder Folgen für das Innere hat).

Ihr Weg sollte also der sein, herauszufinden, was Ihnen Ihr Körper zu sagen hat, was in Ihrem Inneren und Ihrem Äußeren fehlt. Ist es der innere Friede, die innere Harmonie, das Vertrauen in Ihren Körper, die innere Achtsamkeit, das Vertrauen in Ihre Intuition, Liebe

und Wärme, Lernangebote, Lebensfreude?

Damit Sie sich diese und viele andere
Fragen beantworten können, habe ich
dieses Buch geschrieben. Es basiert
hauptsächlich auf den Erfahrungen,
die ich mit mir und in der Arbeit mit vielen anderen Übergewichtigen gewonnen habe. Durch das Buch haben Sie
die Möglichkeit, einen Bewußtseins-
prozeß zu durchleben, den Sie alleine
kaum schaffen können, und an dessen
Ende nicht nur Ihr **Schlanksein**, sondern auch ein intensiveres und glückli-
cheres Leben steht.

Begreifen Sie die Ursachen Ihres Dickseins, indem Sie sich die Hintergründe
dieses Zustandes vollständig bewußt
machen. Dann können Sie Ihr „Über"-
Gewicht endgültig loslassen.

Der Einstieg zu diesem Bewußtwer-
dungs-Prozeß ist der gleiche, wie beim
Beginn einer beliebigen anderen Pro-
blemlösung: „Ich gestehe mir ein ...".
Dieses Eingeständnis ist die erste Stufe
auf dem Weg zur Lösung jedes inneren
und äußeren Konfliktes.

Als Ihre Reisebegleiterin haben ich
eine nette Person engagiert, die Ihnen
sicher gefällt. Sie wird dafür sorgen, daß
Ihnen Ihr Humor nicht abhanden
kommt.

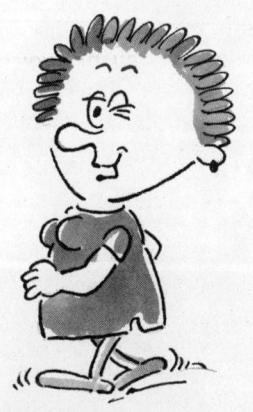

Ich lade Sie hiermit herzlich zu dieser
spannenden und aufregenden **Reise
in Ihr Inneres** ein. Das Einzige, was Sie
brauchen, ist die Bereitschaft, sich selber kennenzulernen und erfahren zu
wollen.

**Ich wünsche Ihnen viel Freude und
Humor beim Entdecken Ihrer selbst!**

Wichtig!

Dieses Buch ist Ihr persönliches **Arbeitsbuch**. Lesen Sie es mit einem Stift in der Hand, und geben Sie sich die Erlaubnis, jederzeit hineinzuschreiben, zu unterstreichen, Notizen und Anmerkungen zu machen.

Am besten behandeln Sie dieses Buch wie ein Tagebuch: Notieren Sie alles, was Ihnen auf der Reise von **DICK** nach **SCHLANK** wichtig erscheint, was Ihnen klar wird, was Sie belastet und was Sie freut.

Lassen Sie dieses Buch zu einem Dokument Ihrer Arbeit an sich selbst und dem Prozeß Ihrer Veränderung werden.

Selbst die weiteste Reise
beginnt mit dem ersten Schritt.

Der Einstieg

Lesen Sie dieses Buch zuerst einmal in aller Ruhe von vorne bis hinten durch.

Lassen Sie sich dabei ganz von Ihrem Interesse und Ihrer Neugierde leiten. Finden Sie die Themen heraus, die Sie ansprechen und begeistern.

Wenn Sie dann einen ersten Eindruck von dem Buch gewonnen haben und sicher sind, daß Sie sich meiner Führung anvertrauen wollen, beginnen Sie mit dem Kapitel „Meine Entscheidung" auf S. 17

Lautet Ihre Entscheidung: **JA** – ich will schlank werden, dann ist der nächste Schritt der, alles über Ihr Dicksein herauszufinden, damit Sie wissen, von welchem Ort Ihre Reise losgeht.

Dann geht es darum, daß Sie Ihre Reise gut vorbereiten.

Die Reisevorbereitungen bestehen aus einigen wichtigen Lernschritten, die es Ihnen möglich machen, mit Freude zu reisen und mit Leichtigkeit Ihr Ziel zu erreichen . . . . . und dem Planen Ihrer Reiseroute. Lassen Sie sich jedoch in dieser Entscheidung so weit frei, daß Sie die Route jederzeit ändern „dürfen".

Wenn Sie soweit sind, kann die eigentliche **Reise** losgehen.

Lassen Sie diese Reise zu der bisher schönsten Ihres Lebens werden!

Ich wünsche Ihnen dazu viel Freude, Neugierde und immer wieder frischen Mut!

Gute Reise!

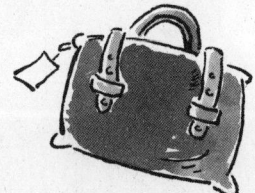

Wenn Sie sich für „schlank"
entscheiden, entscheiden Sie sich
für ein bewußteres Leben.

Teil I
Meine
Entscheidung

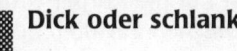 **Dick oder schlank in Zukunft**

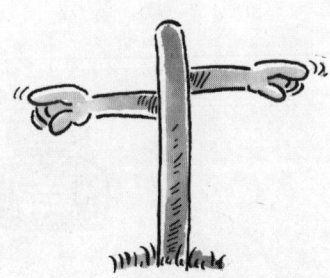

Meine Entscheidung

Dick oder schlank – wie möchte ich in Zukunft sein?

Wie Sie schon aus der Einführung entnehmen konnten, meine ich mit „schlank" nicht nur die Körperform, sondern *den veränderten geistigen und psychischen Zustand*, der diesen schlanken Körper möglich macht.

Da dieser Zustand nicht ohne Energie und Einsatz zu erreichen ist, finde ich es wichtig, daß Sie eine klare Entscheidung treffen, bevor Sie die Reise planen. Ohne ein klares **JA** würden Sie Ihrem eigenen Erfolg nur im Wege stehen.

Sind Sie bereits beim Lesen dieser Zeilen zu einem klaren **JA** gekommen, dann können Sie direkt mit dem Teil II, Mein Standort, beginnen.

Alle anderen haben nun die Möglichkeit, ihre Widerstände, schlank zu werden, kennenzulernen und sie entweder aufzugeben oder zu behalten.

Ergänzen Sie nun schnell, ohne zu überlegen, folgende Sätze:

Ich will abnehmen, weil ....

Ich will abnehmen, weil ....

Ich will abnehmen, weil ....

Ich will abnehmen, weil ....

Ich will abnehmen, weil ....

Ich will abnehmen, weil ....

Ich will abnehmen, weil ....

Ich will abnehmen, weil ....

Ich will abnehmen, weil ....

Ich will abnehmen, weil ....

Da Ihnen bisher keiner dieser Gründe zum Abnehmen verholfen hat, sollten Sie jetzt Ihre Aufmerksamkeit auf *die* Gründe richten, die Ihnen dazu verholfen haben, *nicht* schlank zu werden.

Bitte ergänzen Sie wieder schnell, ohne zu überlegen:

Wenn ich nicht mehr dick wäre, dann ....

Wenn ich nicht mehr dick wäre, dann ....

Wenn ich nicht mehr dick wäre, dann ....

Wenn ich nicht mehr dick wäre, dann ....

Wenn ich nicht mehr dick wäre, dann ....

Wenn ich nicht mehr dick wäre, dann ....

Wenn ich nicht mehr dick wäre, dann ....

Wenn ich nicht mehr dick wäre, dann ....

Wenn ich schlank wäre, dann ....

Wenn ich schlank wäre, dann ....

Wenn ich schlank wäre, dann ....

Wenn ich schlank wäre, dann ....

Wenn ich schlank wäre, dann ....

Wenn ich schlank wäre, dann ....

Wenn ich schlank wäre, dann ....

Ich brauche es, dick zu sein, um ....

Ich brauche es, dick zu sein, um ....

Ich brauche es, dick zu sein, um ....

Ich brauche es, dick zu sein, um ....

Ich brauche es, dick zu sein, um ....

Ich brauche es, dick zu sein, um ....

Ich brauche es, dick zu sein, um ....

Ich brauche es, dick zu sein, um ....

Ich brauche es, dick zu sein, um ....

(Lassen Sie sich freien Lauf, und finden Sie viele Begründungen)

Was könnte noch passieren, wenn Sie wirklich schlank wären?
(Denken Sie auch an mögliche Ängste, Vorurteile usw.) ....

....

....

....

....

....

Bevor Sie sich näher mit Ihren obigen Gründen befassen, bitte ich Sie, die nachfolgenden Beispiele aus meiner Praxis zu lesen

Christine hat Angst vor den sexuellen Annäherungen ihres Mannes, die sie meistens als äußerst unangenehm empfindet. Das Dicksein hat sie sich zugelegt, damit ihr Mann sie in Ruhe läßt, was er auch tut. Nur beschimpft er sie jetzt als „fette Sau". Das ist für Christine schmerzhaft, aber das kann sie besser verkraften, als ihren Körper zu schützen und NEIN zu sagen.

Sie möchte schlank werden, aber sie hat Angst vor erneuten sexuellen Übergriffen.

Manuela Ihr Mann verlangte, daß sie an jedem Wochenende mit ihm in die Berge ging. Wenn sie nicht mitgehen wollte, war er eine Woche lang schlecht gelaunt. Ihr Dicksein hinderte sie am Wandern – eine scheinbar ideale Lösung. Das sah ihr Mann ein – wenn auch ungern. Leider ging nun ihr Mann nicht allein in die Berge, sondern blieb zu Hause und wurde sehr streitsüchtig.

Manuela konnte sich als Dicke nicht ausstehen. Aber was wäre, wenn sie schlank würde?

Beide Frauen nahmen erst dann ab – dann aber schlagartig – als sie gelernt hatten, ihren Männern angstfreier zu begegnen und ihnen auch einmal NEIN zu sagen.

Hier noch ein paar andere „Gründe", um dick zu bleiben:

Mara konnte Ihre Eltern damit ärgern.

Inge fand heraus, daß sie kein Geld für neue Kleidung ausgeben wollte.

Manfred war so enttäuscht von Frauen, daß sich keine mehr für ihn interessieren sollte.

Gibt es für Sie ähnliche oder andere schwerwiegende Gründe, nicht schlank zu werden?

....

....

....

Welche anderen Gründe sind Ihnen durch die zu ergänzenden Sätze auf S. 20 bewußt geworden?

....

....

....

....

Trauen Sie sich zu, diese „Hindernisse" allein zu überwinden? Wenn JA, was könnte Ihr erster Schritt dazu sein?

....

....

....

Wenn Nein: Wen könnten Sie um Hilfe bitten?

....

....

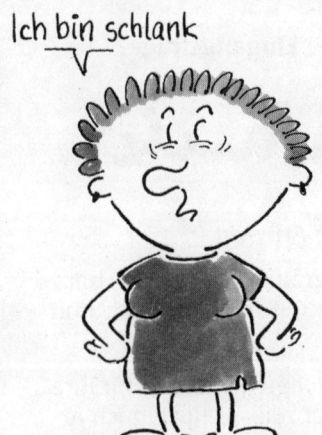

Ich bin schlank

Es ist völlig o.k., dick zu sein.

Es ist völlig o.k., schlank zu sein.

Sie haben die Wahl.

Vielleicht wird Ihnen an dieser Stelle klar, daß Sie die Hilfe eines Therapeuten oder einer Therapeutin brauchen. Scheuen Sie sich nicht, diese Hilfe in Anspruch zu nehmen. Therapie ist ein wunderbarer Weg, um sich besser kennenzulernen und mit dem Leben leichter und bewußter umzugehen.

Eine gute Möglichkeit ist auch die, eine Selbsthilfegruppe zu gründen oder einer beizutreten und von Zeit zu Zeit einen Therapeuten dazuzuholen.

Wie lautet nun Ihre Antwort auf meine Eingangsfrage?

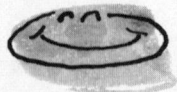

Umkreisen Sie mit einem roten Stift Ihre Antwort.

Haben Sie sich für **schlank** entschieden, gratuliere ich Ihnen herzlich. Ich wünsche Ihnen eine gute Reise mit meinem Buch und viele lebendige Lernschritte.

Lautet Ihre Antwort hingegen NEIN, gratuliere ich Ihnen für Ihre Ehrlichkeit. Ich möchte Sie jedoch einladen, dieses Buch nach Ablauf eines Monats noch einmal zur Hand zu nehmen und Ihre Entscheidung noch einmal zu überprüfen. Vielleicht haben Sie bis dahin durch Ihre jetzige ehrliche Entscheidung so viel gelernt, daß Sie sich für **schlank** entscheiden können.

Ich finde:
Schlanksein ist erstrebenswert!

Mein . . . .-Gewicht

Wenn Sie so abnehmen könnten, wie Sie wollten, wie würden Sie dann **aussehen** wollen? Legen Sie das Buch für einen Moment zur Seite, und stellen Sie sich das Bild vor — Sie sind schlank. Wieviel würden Sie dann wiegen? . . . . . .kg.

Wenn Ihnen nicht gleich eine Zahl einfällt, stellen Sie sich in Ihrer Vorstellung auf eine gedachte Waage, und lesen Sie das Ergebnis ab.

Welchen **Namen** geben Sie diesem Gewicht? Unterstreichen Sie das entsprechende Wort, oder erfinden Sie einen Namen, der Ihnen besser gefällt:

Idealgewicht

Zielgewicht

Wohlfühlgewicht

Traumgewicht

. . . .

. . . .

. . . .

Wenn Sie sich für ein passendes Wort entschieden haben, dann setzen Sie diesen Namen mit Rotstift in die Lücke der Überschrift und in die Lücken des nachfolgenden Textes ein.

Wenn Sie diese Körperform und das entsprechende Gewicht bisher nicht erreicht haben, so heißt das nicht, daß es für Sie unerreichbar ist. (Auch wenn Sie vielleicht schon resigniert haben.) Es bedeutet einzig und allein, daß Sie den Weg zu Ihrem . . . .- Gewicht bisher nicht kannten. Kein Wunder! Wahrscheinlich waren Ihnen bisher nur die geläufigen Wege Diät, FdH, Fasten oder dgl. bekannt. Aber mit „Weniger-Essen" kommt man „dort" nie oder selten an.

Um schlank zu werden, bedarf es mehr als weniger-zu-essen!

Was Sie brauchen und was Sie lernen müssen, zeigt Ihnen dieses Buch. Auf jeden Fall müssen Sie, um dieses . . . .- Gewicht zu erlangen, das Schlanksein regelrecht erlernen. Das können Sie mit meiner Hilfe und Ihrem Einsatz.

Lassen Sie sich von niemandem einreden, daß Sie aufgrund Ihrer Fettzellen oder Erbanlagen ein ganz bestimmtes Gewicht behalten müssen (oder nur erreichen können). Diese Ansicht des Set-Point-Gewichtes ist genauso irreführend wie Ideen über richtige Diäten. Es ist zwar unzweifelhaft so, daß ein Set-Point-Gewicht existiert, aber auch das läßt sich verändern.

Das Regulierungszentrum Ihres Körpergewichts funktioniert wie der Thermostat einer Heizung. Dieser „Thermostat" stellt so lange das vorgegebene Gewicht her, bis SIE ein anderes Gewicht „einstellen". Leider können Sie Ihr..........-Gewicht nicht durch das Drehen an einem Rädchen (wie bei der Heizung) verändern. Dies geschieht durch eine andere Form der „Korrektur": durch das Einüben eines schlanken Körpergefühls.

Wenn es Ihnen mit Hilfe der zahlreichen Übungen der Reise-Route gelingt, sich schlank zu sehen, zu fühlen, zu spüren – und dies, obwohl Sie noch dick sind – dann stellt sich das Gewichts-Regulierungszentrum auf dieses neue Gefühl und das damit zusammenhängende Gewicht ein und stellt dieses her.

Sie werden mehr und mehr begreifen und fühlen, *wie* das geht, und was Sie dafür tun müssen.

Ich wünsche Ihnen Ihr

..........-Gewicht!

Sind Sie einverstanden, daß sich durch Ihren Lernprozeß mit Hilfe
dieses Buches ihr Leben verändert?

☐ **JA** ....

☐ **NEIN** ....

Kreuzen Sie die jeweilige Antwort an und unterschreiben Sie.

Wenn Ihre Antwort
JA   lautet, dann lesen Sie weiter. Hier beginnt der Weg zu Ihrer Veränderung
einschließlich des SCHLANKSEINS.

Wenn Ihre Antwort
NEIN   lautet, legen Sie dieses Buch schnell-
stens weg. Es könnte gefährlich für
Sie werden!

> Erst wenn ich weiß, wo ich bin,
> kann ich herausfinden, wie ich zu
> meinem Ziel gelange.

Teil II
Mein Standort

 oder: von wo die Reise losgeht

In den nachfolgenden Kapiteln

1. Ich gestehe mir ein

2. Ich mache mir bewußt

werden Sie sich Antworten auf die folgenden Fragen geben können:

Wie dick bin ich wirklich? (ohne Notlügen)

Was alles, welche Umstände und Gefühle haben mich dick gemacht?

Kann und will ich mir diesen Zustand verzeihen? (siehe Kapitel, Ich vergebe mir, S. 118)

Bin ich bereit, mein Übergewicht als eine Botschaft meines Unterbewußtseins zu sehen und zu empfangen?

Ich weiß, daß ich Ihnen damit ein großes Maß an Mut, Ehrlichkeit und Lernbereitschaft abverlange. Ich weiß aber auch, daß es Ihnen guttun wird, Ihrem Dicksein und den damit verbundenen Gedanken, Gefühlen und Erlebnissen ins Auge zu sehen und sich nichts mehr vorzumachen.

Diese neue Klarheit wird Ihnen helfen, Ihr Ziel SCHLANK zu erreichen.

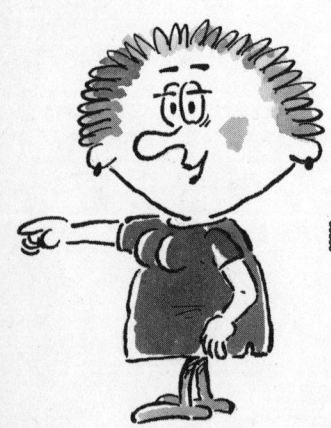

Erst wenn ich weiß, daß ich in München bin, kann ich den Weg nach Berlin finden.

Nur ein Problem, das existiert,
kann gelöst werden.

Ich gestehe mir ein

Sie lernen, sich einzugestehen, daß sie wirklich dick sind. (Sie werden zugeben, daß das für Sie ein Problem ist.)

Dadurch können Sie die Energie, die Sie bisher darauf verwandt haben, Ihr Problem nicht ganz zu sehen, es wegzuschieben oder wegzudenken, für die Lösung Ihres Problems einsetzen.

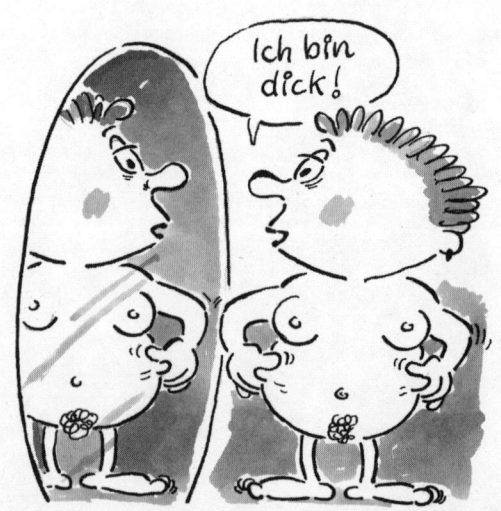

Ich gestehe mir ein

Ich gestehe mir ein, daß ich dick bin, und daß es mir ein Problem ist.

Sie werden jetzt vielleicht fragen: „Was soll das denn? Ich weiß doch, daß ich dick bin." Es mag sein, daß Sie sich Ihr Dicksein schon voll eingestanden haben. Überprüfen Sie dennoch, ob es wirklich so ist.

Wir alle sind wahre Meister im Vertuschen, Verkleinern, Übertünchen und Ignorieren von dem, was wir uns nicht wirklich eingestehen wollen. (Im nachfolgenden Text werden Sie noch andere Techniken wiederentdecken.)

Probleme sind jedoch lebensnotwendig, um zu lernen und zu wachsen. Sie sind Lernangebote. Sie verschwinden von selbst wieder, wenn wir die Lernschritte gemacht haben, die uns das Problem anbietet. Nicht unsere Schwierigkeiten behindern uns, sondern der schlechte Umgang mit Ihnen. Genauso ist es mit dem Dicksein.

Haben Sie bisher vielleicht so getan, als ob Ihr Dicksein kein Problem für Sie wäre?

Hier ein paar „Techniken", die uns dazu dienen, unsere Probleme nicht oder nicht ganz wahrzunehmen oder einzugestehen. Fühlen Sie sich ruhig ertappt, vergessen Sie aber Ihren Humor dabei nicht!

bagatellisieren
So schlimm ist es
wirklich nicht, daß
ich dick bin; es
gibt Schlimmeres.

beschönigen
So sehe ich wenig-
stens weich und
mütterlich aus,
eben wie eine
richtige Frau.

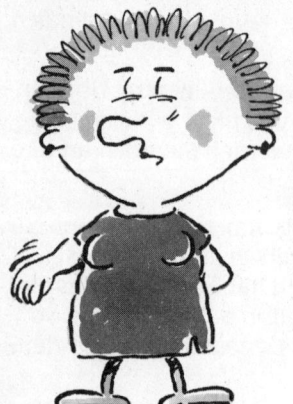

**das Problem
nicht sehen
wollen**

Das macht mir
nichts aus, daß ich
dick bin! (und: Sie
gehen selten unter
Menschen)

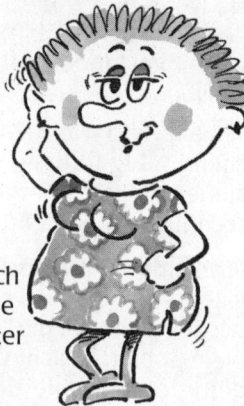

ignorieren
Es kommt nur auf
meine inneren
Werte an.

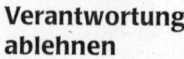

darauf beharren
Ich habe ein
Recht darauf, dick
zu sein. Deshalb
bleibe ich so.

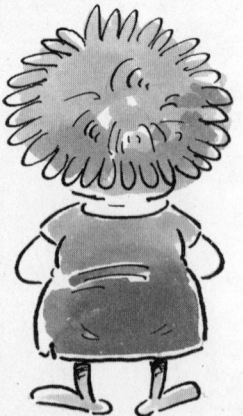

**Verantwortung
ablehnen**

Was kann ich
dafür, daß ich so
willensschwach
bin und mich beim
Essen nicht stop-
pen kann?

**Erklärungen
machen**
Solange ich diesen
ekelhaften Chef
habe, brauche ich
meine Polster.

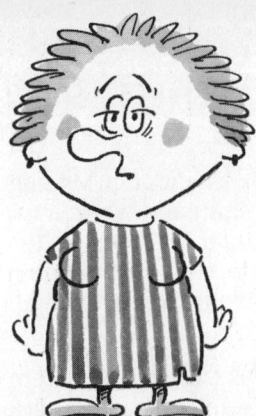

verkleinern

Andere sind noch
viel dicker als ich
– dagegen bin ich
ja noch richtig
schlank.

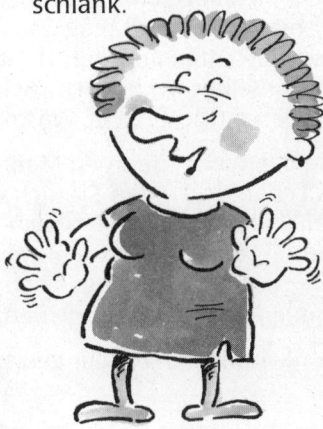

übertünchen

Kleidung tragen,
die „schlank"
macht.

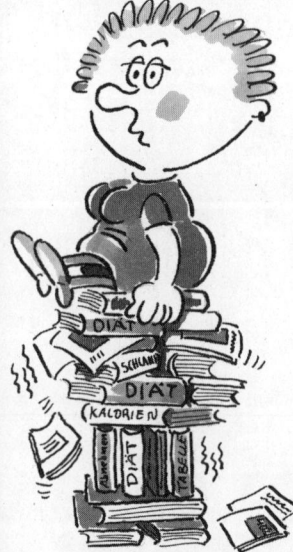

das Problem in eine Forderung umwandeln

Wer mich nicht so
dick liebt, wie ich
bin, liebt mich
sowieso nicht.
Also bleibe ich
dick, um zu testen,
ob er/sie mich
auch wirklich liebt.

resignieren und damit das Problem festhalten

Ich schaffe es
sowieso nicht,
abzunehmen.
Dabei kann mir
dieses Buch auch
nicht helfen.

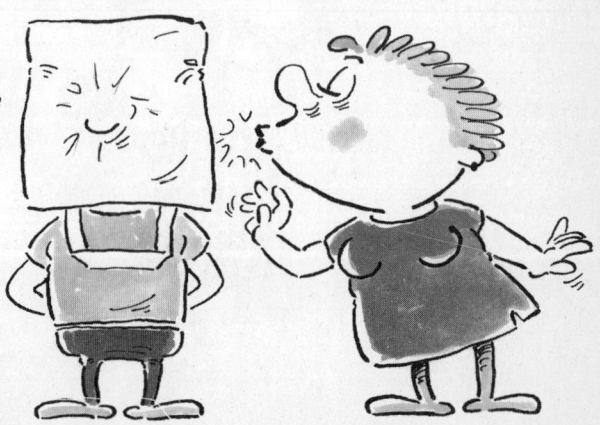

auf die Zukunft hoffen

Ich muß nur ein-
mal wieder eine
Diät durchhalten,
dann bin ich wie-
der schlank.

Manche Übergewichtige werden nicht müde, die verschiedensten „Ausreden" zu kombinieren:

■ „Eigentlich ist es gar nicht so schlimm, daß ich dick bin. Mit meiner Kleidung sehe ich immer noch vorteilhaft aus. Wenn mich jemand so nicht mag, ist er selber Schuld. Männer wollen sowieso nur Püppchen. Außerdem schaffe ich das Abnehmen bei meiner Willensschwäche und meinem anstrengenden Leben sowieso nicht. Was soll's also?"

Jede der obengenannten Methoden hält das **Dicksein-Problem** am Leben. Erst wenn Sie sich ehrlich eingestehen, daß Sie dick sind, und daß das ein Problem für Sie ist, können Sie weiterkommen. Die Energie, die Sie bisher darauf verwandt haben, das Problem nicht oder nicht ganz zu sehen, können Sie dann auf die Lösung Ihres Problems richten.

Die nachfolgenden Übungen helfen Ihnen dabei.

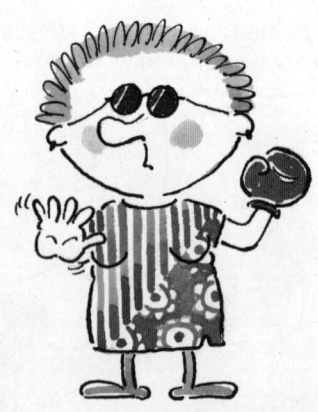

Wenn die Ausreden wegfallen,
beginnt der Erfolg.

Ich gestehe mir ein Nr. 1

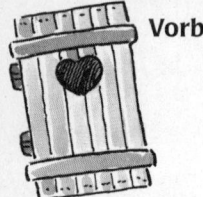

Vorbereitung: Suchen Sie sich einen ruhigen Ort und einen Spiegel, in dem Sie sich ganz sehen können. Nehmen Sie sich Zeit und Muße, sich wirklich genau zu betrachten, Ihren Körper zu spüren und zu fühlen.

1. Betrachten Sie sich mit viel Zeit und Muße im Spiegel. Lassen Sie keine Stelle Ihres Körpers aus. Bewerten Sie dabei nicht! (*nicht:* mein Gott, bin ich häßlich ... oder ähnliches.) Machen Sie sich einen Eindruck von Ihrem Körper. Vergessen Sie nicht, dabei zu atmen.

2. Nun schauen Sie Ihren Körper von allen Seiten an. Stellen Sie fest, wo Sie überall dick und wie dick Sie sind. Bewerten Sie sich auch jetzt nicht! Stellen Sie nur fest.

3. **Wie fühlen Sie sich mit Ihrem Dicksein?**

   ....

   ....

   ....

4. Nun sagen Sie sich laut, indem Sie Ihrem Spiegelgesicht in die Augen schauen:

   „Du bist dick!" (öfter wiederholen) Achten Sie dabei auf Ihre Stimme und Ihre Gefühle.

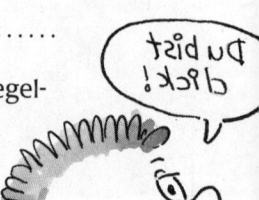

5. Wiederholen Sie das gleiche mit dem Satz:

   „Ich bin dick!" (öfter wiederholen)

   Achten Sie wieder auf Ihre Stimme und Ihre Gefühle.

6. **Was ist Ihnen aufgefallen? Wie hörte sich Ihre Stimme an?
   Was haben Sie gefühlt?**

   ....

   ....

   ....

7. **Haben Sie es geschafft, sich Ihr Dicksein wirklich einzugestehen?**

   ....

8. **Wie fühlen Sie sich jetzt?**

   ....

9. Schreiben Sie hier auf:

   Ich wiege ......kg.

   Ich trage Kleidergröße ......

   Du bist
   dick!

   10. **Wie ist es wirklich für Sie, übergewichtig zu
       sein?**

   ....

   ....

   ....

   ....

   ....

Für ganz Mutige:

Sehr wirkungsvoll ist es, auch anderen Menschen zu sagen, daß Sie dick sind: Ihrem Partner, Ihrer Partnerin, Freunden, Freundinnen, Bekannten oder auch Fremden.

Suchen Sie sich dazu eine Person heraus, der Sie es sagen wollen. Schauen Sie ihr/ihm in die Augen und sagen Sie laut:

Ich bin dick.

Achten Sie dabei nur auf sich, auf Ihre Stimme und Ihre Gefühle. Achten Sie nicht auf Reaktionen der anderen Person.

Ich gestehe mir ein Nr.2

Nachdem Sie sich eingestanden haben, daß Sie wirklich dick sind, ist es nötig, sich auch einzugestehen:

- daß *alles*, was Sie bisher unternommen haben, um schlank zu werden und es dann auch zu bleiben, nicht dauerhaft funktioniert hat (Diäten, Fasten usw.)!

Geben Sie endgültig die Suche nach *der* Wunder-Diät auf, und erkennen Sie an, daß nur *Sie* allein dieses Problem angehen können. Mit Hilfe dieses Buches zeige ich Ihnen, wie Sie das Problem an der Wurzel packen und es endgültig lösen können.

Dieser Weg wird nicht nur Ihr Selbstvertrauen stärken, sondern auch viel Freude und Tiefe in Ihr Leben bringen.

In der gleichen Weise können Sie anschließend auch andere Probleme Ihres Lebens bewältigen.

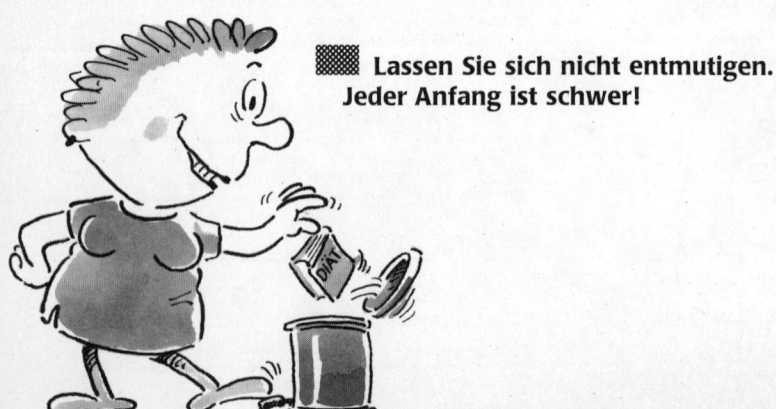

Lassen Sie sich nicht entmutigen. Jeder Anfang ist schwer!

Bewußtsein ist das Licht, das

unseren Weg erhellt.

Ich mache mir bewußt

In diesem Kapitel werden Sie sich Klarheit über die Hintergründe Ihres DICKSEINS verschaffen. Sie werden verstehen, wie es dazu gekommen ist und auf welche Weise Sie diesen Zustand immer noch aufrechterhalten.

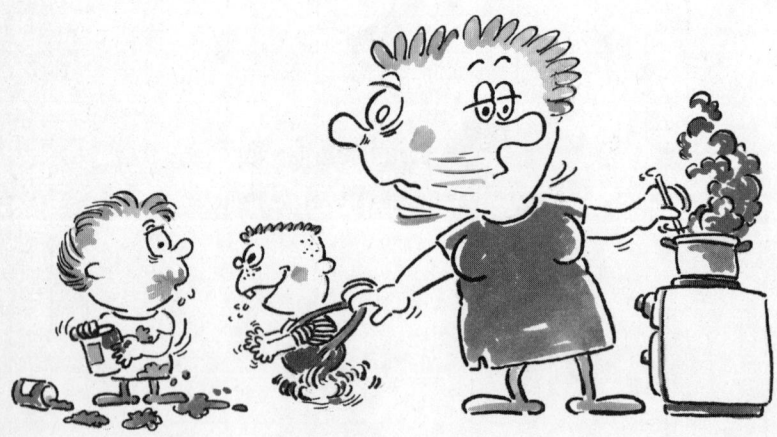

Ich mache mir bewußt

Jetzt geht es darum, mit Hilfe der folgenden Fragebögen die Wurzeln Ihres Dickseins in der Vergangenheit und in der Gegenwart herauszufinden.

Ihre Vergangenheit als Dicke/r

Nach meinen Erfahrungen liegt dem Dicksein sehr oft ein schwer zu verdauendes Erlebnis (manchmal auch mehrere) zugrunde:

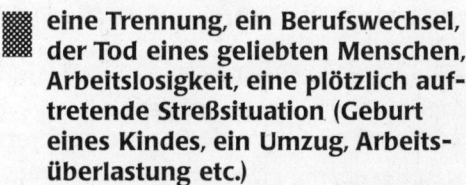 **eine Trennung, ein Berufswechsel, der Tod eines geliebten Menschen, Arbeitslosigkeit, eine plötzlich auftretende Streßsituation (Geburt eines Kindes, ein Umzug, Arbeitsüberlastung etc.)**

Nahezu alle dicken Menschen, die ich befragte, berichteten von ähnlichen Reaktionen auf solche Erlebnisse: Mit Hilfe von Essen wurden die unangenehmen und als schmerzhaft empfundenen Gefühle „runtergeschluckt". Essen wurde als Erleichterung entdeckt, auch für die Gefühle von Einsamkeit und Langeweile, oder. . . . Nahrungsmittel wurden so langsam aber sicher zu einem beliebten Trostmittel. Wiederholten sich die unangenehmen Gefühle sehr oft, wurde das Essen zur Sucht.

Im Anschluß an die nun folgenden Fragen zu Ihrer Vergangenheit zeige ich Ihnen, wie Sie ein altes Erlebnis, das Sie möglicherweise noch nicht ganz verdaut haben, noch einmal genau anschauen und für sich abschließen können. Sie müssen es dann nicht weiter mit sich „rumschleppen".

Im zweiten Teil geht es um

Ihre Gegenwart als Dicke/r

Hier geht es hauptsächlich darum, Ihre Beziehung zu Ihrem Körper und zum Essen zu durchleuchten. Auch hier werden Sie viele Ursachen entdecken, die Sie sowohl dick gemacht haben, als Sie auch dick „halten". – Auch hier geht es darum, zu erkennen und Schädliches loszulassen.

Erläuterungen zu den folgenden Fragebögen

Auf den folgenden Seiten werden Sie viele Fragen vorfinden, die sich mit der Geschichte und den Hintergründen Ihres Dickseins beschäftigen. Bei der Beantwortung der einzelnen Fragen gibt es keine falschen oder richtigen Antworten: Es gibt nur **Ihre** Antwort, an der Sie erkennen können, welche Ereignisse, welches Denken, Fühlen und Handeln **Ihrem** Dicksein zugrunde liegen. Allein durch die Aufmerksamkeit, die **Sie** auf bestimmte Prozesse und Zustände ihres Körpers, Ihres Eßverhaltens und Ihrer gefühlsmäßigen und geistigen Einstellung dazu richten, werden Sie in die Lage versetzt, viel Neues zu erkennen und wichtige Zusammenhänge zu begreifen. – Und genau in diesem Prozeß des Bewußtmachens liegt die größte Chance zu Ihrer Veränderung.

Schreiben Sie die Antworten möglichst sofort auf, so daß Sie sie immer wieder nachlesen und ergänzen können, wann immer sie wollen. Scheuen Sie sich nicht, in das Buch (Ihr Arbeitsbuch) das hineinzuschreiben, was Ihnen wichtig erscheint.

Seien Sie bei allen Prozessen so offen und so ehrlich mit sich selbst wie möglich. Hören Sie auf, sich etwas vorzumachen. Betrachten Sie sich freundlich und anteilnehmend, und vergessen Sie dabei nicht, daß Ihnen vieles erst *jetzt* bewußt wird. Versuchen Sie sich zu verstehen, und lassen Sie dabei alle Bewertungen, Selbstanklagen oder sogar Bestrafungen weg.

Dann wird etwas sehr Erstaunliches passieren:

Nach dem Bearbeiten der Fragebögen werden Sie sich – wie selbstverständlich – in vielen Punkten anders verhalten (ohne sich das vorzunehmen). Ihre Beziehung zu sich selbst wird sich wesentlich verbessern und geprägt sein von Verständnis und Interesse.

**Ich wünsche Ihnen
viel Freude und Entdeckerlust!**

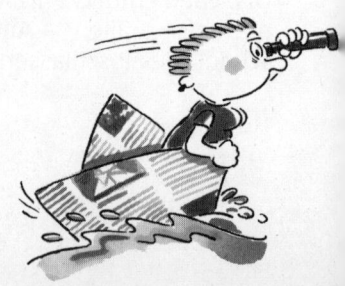

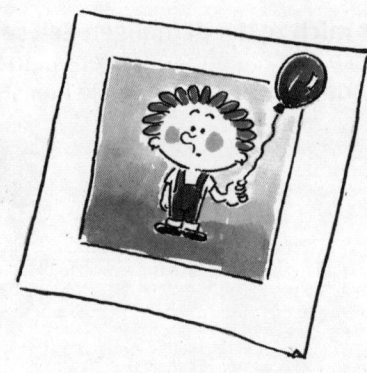

 Wir sind das Ergebnis unserer
Vergangenheit.

Meine Vergangenheit als Dicke/r

Seit wann bin ich schon DICK?

Seit ..... Jahren, seit 19.... bin ich dick.

Ist vor dieser Zeit etwas besonderes in meinem Leben passiert? Legen Sie das Buch für einen Moment zur Seite. Gehen Sie mit Ihrer Erinnerung in diese Zeit zurück, und fragen Sie sich:

Gibt es irgendetwas, das mich zu der damaligen Zeit sehr belastet hat? Welche Ereignisse und Erlebnisse gingen meinem Dickwerden voraus? Was war das genau? Notieren Sie hier stichwortartig, was passiert ist.

....

....

....

....

Wie stehe ich heute dazu?

....

....

....

....

Habe ich dieses Erlebnis ganz verdaut?

....

....

....

....

Was belastet und bedrückt mich davon heute noch?

....

....

....

....

Was war anders in meinem Leben, als ich noch schlank war?

....

....

....

....

....

Kramen Sie jetzt in Ihren alten Photoalben, Kisten oder Schachteln, und suchen Sie ein Bild aus dieser „schlanken" Zeit.

**So sehe ich aus in meiner
schlanken Zeit:**

*Foto aus dieser
Zeit einkleben!*

Bitte unterstreichen oder ergänzen Sie

Suchen Sie noch mehr Photos von sich aus dieser Zeit, und betrachten Sie sich genau.

Wie finden Sie sich?

....

Was fühlen Sie, wenn Sie sich so sehen?

....

Wie habe ich zugenommen?

plötzlich . . . .

schleichend . . . .

War ich zwischendurch einmal wieder schlank?

☐ JA   ☐ NEIN

Wann war das?

Das war vor . . . . . . Jahren.

Was war zu diesem Zeitpunkt anders in meinem Leben?

....

....

....

Was habe ich bisher unternommen, um abzunehmen?

....

....

....

Was ist mir dabei leichtgefallen?

....

Was ist mir dabei schwergefallen?

....

Wie sah das Ergebnis dieser Abnehmversuche aus?
kurzfristig

....

....

langfristig

....

....

Warum habe ich es nicht geschafft, abzunehmen oder schlank
zu bleiben?

....

....

....

Was ist mir plötzlich

klarer? ....

....

....

....

....

Hier ein paar Anregungen

Für diejenigen Leser, die glauben, schon immer dick gewesen zu sein:

Finden Sie die Zeit heraus, in der Sie schlank oder schlanker waren. Vielleicht müssen Sie bis in Ihre Kindheit zurückgehen. Suchen Sie nach einem entsprechenden Photo, oder befragen Sie Ihre Familie, Ihre Freunde und Freundinnen von damals.

Wie waren Sie in dieser Zeit? Schreiben Sie es hier kurz auf. Schöpfen Sie dabei aus Ihren Erinnerungen oder Erzählungen anderer. Achten Sie auf Ihre Gefühle, die sich mit diesen Erinnerungen oder Erzählungen bei Ihnen verknüpfen.

....

....

....

....

....

Was war damals in Ihrem Leben anders als heute?

....

....

....

....

....

Suchen Sie ein Photo aus dieser Zeit, und kleben Sie es hier ein.

Photo

Sollten Sie kein Photo aus dieser Zeit finden, dann formulieren Sie ein paar Sätze über sich in dieser Zeit:

....

....

....

....

....

IHRE FAMILIE

Gibt es eine oder mehrere Personen in Ihrer Familie, die auch Gewichtsprobleme haben?

Wenn ja, wer?

....

....

Wenn Sie eines oder mehrere Photos der betreffenden Personen besitzen, dann kleben Sie sie hier ein:

Photo

Wie gehen diese Personen mit ihrem eigenen Dicksein-Problem um?

....

....

....

Wie gehen diese Personen mit *Ihrem* Dicksein-Problem um?

....

....

....

Photo

Haben Sie irgendwelche Verbindungen entdeckt, die Sie vorher nicht gesehen haben?

....

....

....

....

EIN ALTES ERLEBNIS LOSLASSEN

Lesen Sie hierzu auch das Kapitel „Ich lasse los" auf S. 172

Vorbereitung: Nehmen Sie sich genügend Zeit, und suchen Sie einen Ort auf, an dem Sie ungestört bleiben. Nehmen Sie eine für Sie bequeme Körperhaltung ein.

Gehen Sie nun in Gedanken in die Vergangenheit zurück..... bis zu der Geschichte, die Sie einmal sehr belastet hat. Lassen Sie die Erinnerung so deutlich wie möglich vor Ihren Augen erscheinen.

Welche Gedanken und Gefühle tauchen in Ihnen auf?

....

....

....

Ist es ein bestimmtes Gefühl, eine Verletzung, ein Vorwurf etc.?

....

....

....

Was brauchen Sie im Moment, um diese alte Geschichte für immer loszulassen?

Ein Gespräch? Ein Telefonat? Einen Brief? oder:

....

....

Die wirkungsvollste Form des Loslassens ist das Verzeihen. Könnten Sie sich und/oder dieser Person vergeben?

....

....

Was hält Sie innerlich davon ab?

....

....

Mir fällt das Verzeihen am leichtesten, wenn ich mir die betreffende Person so vorstelle, als säße sie mir gegenüber. Ich sage ihr laut alles, was ich ihr noch zu sagen habe, dabei schreie ich manchmal oder weine, bis ich mich innerlich frei davon fühle. Dann beschließe ich das Gespräch, indem ich sage:

„Ich verzeihe dir alles, worüber .... "
(ich mich geärgert habe o.ä.)

„Ich .... vergebe Dir .... vollkommen."
(Vorname)   (Vorname)

Vielleicht müssen Sie sich an dieser Stelle auch noch selber verzeihen. Wenn dem so ist, dann stellen Sie sich am besten vor einen Spiegel, und sagen Sie Ihrem Spiegelgesicht:

„Ich verzeihe dir ....
(Vorname)

(z.B. daß ich meinen Freund belogen habe und
er sich dann von mir getrennt hat)".

Wenn Sie es geschafft haben, sich von dieser alten
Geschichte völlig zu verabschieden, dann gönnen Sie sich etwas Schönes nach Ihrer Wahl.

▓ Loslassen befreit nicht nur innerlich, sondern macht auch schlank!

> **Je besser ich ein Problem kenne,**
> **desto eher kann ich es lösen.**

Meine Gegenwart als Dicke/r

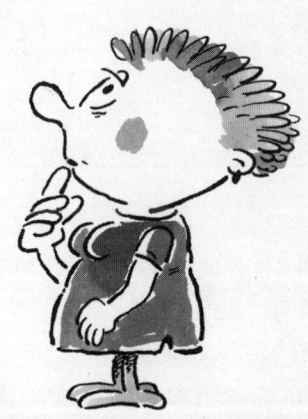

Vertrauen Sie auf die Kraft
der Aufrichtigkeit

Mein Körper

Ihr Körper ist der lebendige Ausdruck Ihrer Person. Er ist nicht getrennt zu sehen von Ihrer Psyche und Ihrem Geist.

An der äußeren Gestalt Ihres Körpers und seinen Haltungen können Sie ablesen, wie Sie mit sich und Ihrer Umwelt umgehen. Sieht Ihr Körper z.B. überladen aus, dann überfrachten Sie sich bestimmt auch auf anderen Ebenen (z.B. Dinge und Gefühle sammeln). Vernachlässigen Sie Ihren Körper, so sorgen Sie auch auf anderen Gebieten bestimmt nicht gut für sich selbst (z.B. wenig Kontakte).

Auf der anderen Seite ist Ihr Körper nur ein Teil Ihrer selbst. Also überbewerten Sie ihn nicht.

Aufgrund der nun folgenden Fragen werden Sie sich sehr intensiv mit Ihrem Körper beschäftigen und hoffentlich sehr viel Neues über ihn erfahren.

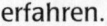

I. WIE SIEHT MEIN KÖRPER AUS?

Beschreiben Sie ihn, ohne ihn anzuschauen: ....
....
....
....
....

So sieht mein Körper aus:
Ganzkörperbild (wenn Sie
keines haben, lassen Sie
eines machen).

Photo

So will ich in . . . . .   (ebenfalls Ganzkörperbild,
Monaten aussehen
                                    entweder aus Ihrer schlanken Zeit

                                    oder von einer anderen schlanken
                                    Person, dessen Körper Sie mit Ihrem
                                    Kopf versehen, so daß das Bild echt
                                    aussieht.)

Photo

Beschreiben Sie diesen neuen Körper:

. . . .

. . . .

. . . .

Wie dick ist eigentlich zu dick?

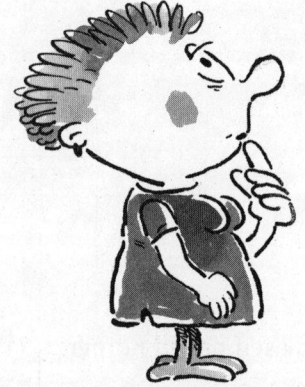

Dein Körper sagt Dir,
wer Du wirklich bist.

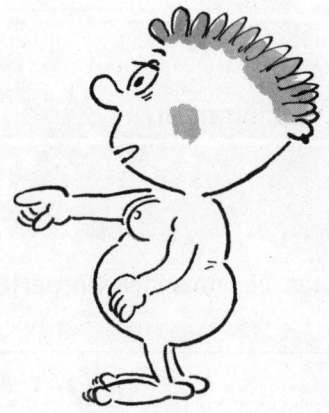

Körperbetrachtung

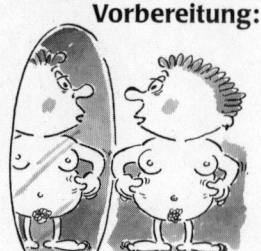

Vorbereitung: Nehmen Sie sich ungefähr eine Stunde Zeit. Besorgen Sie sich einen Spiegel, in dem Sie sich ganz sehen können, und gehen Sie an einen Ort, an dem Sie ungestört bleiben können.

Jetzt stellen Sie sich nackt vor den Spiegel. Betrachten Sie sich aufmerksam und gelassen von allen Seiten. Bewerten Sie sich auf keinen Fall.

Lassen Sie sich Zeit, die folgenden Fragen zu beantworten, und seien Sie dabei so ehrlich wie möglich. Schreiben Sie die Antworten sofort auf, damit Sie sie nicht vergessen.

Wie gefällt mir mein Körper?

....

....

Was gefällt mir nicht?

....

....

Wie sehen die einzelnen Körperteile und -zonen aus?

....

....

....

Sieht mein Körper beweglich oder unbeweglich aus?

....

Wie ist der Gesamteindruck meines Körpers (z.B. überladen)

....

Welche inneren Haltungen spiegelt mein Körper? (z.B. resigniert, deprimiert o.ä.)

....

Wenn mein Körper sprechen könnte, was würde er mir sagen?
(Vielleicht ein Hilferuf: „Bitte lad mir nichts mehr auf, ich kann schon nicht mehr!")

....

....

Sehe ich einen Zusammenhang zwischen meiner Körperform und der Art, wie ich lebe und mich verhalte?

....

....

Ziehen Sie sich jetzt wieder an, und stellen Sie sich anschließend in bekleidetem Zustand noch einmal vor den Spiegel. Betrachten Sie sich wieder ganz genau.

Wie sehe ich anders aus, wenn ich angezogen bin?

....

....

Was ist mir besonders aufgefallen?

....

....

....

II. WIE BEWEGE ICH MEINEN KÖRPER?

Bewegung ist ein Grundbedürfnis Ihres Körpers und ist genauso wichtig wie essen und schlafen. Die Menge der Bewegung beeinflußt im allgemeinen die Menge Ihrer Nahrungsaufnahme. Umgekehrt sollte die Menge an Nahrung Sie zu entsprechender Bewegung anregen.

Wenn Sie ein Kind betrachten, wird Ihnen auffallen, daß es ständig in Bewegung ist. Es drückt seine Gefühle noch mit seinem ganzen Körper aus. Nehmen Sie sich Zeit, diese Beweglichkeit zu betrachten und zu genießen. Achten Sie darauf, wie die Bewegungslust von Kindern auf Sie wirkt.

Je älter wir werden, um so mehr halten wir unseren Körper fest. Das geht auf Kosten unserer Beweglichkeit (auch geistig), unserer Lebendigkeit und Lebensfreude.

Wie gerne bewegen Sie sich?

....

Kennen Sie noch das Gefühl von Freude, wenn Sie sich bewegen? Wenn ja, bei welcher Bewegungsart? (Radfahren, tanzen...)

....

....

Fällt es Ihnen leicht oder schwer, sich zu bewegen?

....

Spüren Sie noch die Impulse Ihres Körpers, wenn „er" sich bewegen will?

....

....

....

Wie lange bewegen Sie Ihren Körper täglich?

....

Gibt es Zeiten, in denen Sie sich mehr bewegen?

....

Wie sehen Ihre Bewegungen aus?
Betrachten Sie sich dabei im Spiegel. Wie finden Sie Ihre Art,
sich zu bewegen?

....

....

Wie finden andere Ihre Bewegungen?
Fragen Sie doch einmal danach.

....

....

Was denke ich über Bewegung allgemein?

....

....

....

....

....

....

....

....

Was denke ich über meine Bewegungen?

....
....
....
....
....
....
....
....
....

III. WIE FÜHLT SICH MEIN KÖRPER – INNEN UND AUSSEN – AN?

Es gibt unterschiedliche Möglichkeiten, wie man den eigenen Körper wahrnehmen kann. Das heißt, er kann sich sehr unterschiedlich – je nach der Art der Wahrnehmung dafür – anfühlen:

■ Ich fühle meinen Körper, während ich oder jemand anderes ihn berührt.

Ich fühle meinen Körper, indem ich mit meiner Wahrnehmung in meinen Körper hineingehe, ohne ihn von außen zu berühren (manche Menschen können sogar das Innere ihres Körpers sehen).

Ich fühle meinen Körper in bestimmten Haltungen: beim Sitzen, Liegen, Stehen usw.

Bei vielen Menschen deckt sich die Wahrnehmung, wie sie ihren Körper „sehen" (Spiegel) nicht damit, wie sie ihn „fühlen". Es kommt häufig vor, daß sich jemand im Spiegel dick „sieht", jedoch „schlank" fühlt. (Ebenso „fühlen" sich andererseits viele schlanke Menschen dick.)

Diese Menschen vermeiden es – unbewußt – sich im Spiegel anzuschauen. Sehen sie sich jedoch einmal „versehentlich" im Spiegel, beschließen sie voller Abscheu über ihr Dicksein, sofort abzunehmen. Es ist kein Wunder, daß die Motivation nicht lange anhält; denn sobald sie sich nicht mehr „sehen", „fühlen" sie sich ja wieder schlank.

Mit den nun folgenden Wahrnehmungsübungen können Sie herausfinden, wie Sie sich unterschiedlich wahrnehmen.

Viel Spaß!

Wie fühlt sich mein Körper an?

Vorbereitung: Nehmen Sie sich eine halbe Stunde Zeit, und suchen Sie sich einen Ort, an dem Sie ungestört sein können.

1. Wahrnehmen durch Berührung

Berühren Sie liegend oder sitzend langsam überall Ihren Körper, und spüren Sie ihn aufmerksam.

Wie fühlt er sich an?

z.B. warm, kalt, weich, fest, rauh, zart, etc.

....

....

....

Wie fühlen Sie sich mit Ihrem Körper, wenn Sie ihn berühren?

....

....

....

....

Fühlt er sich schlank oder dick an?

....

....

2. Die innere Wahrnehmung

Setzen oder legen Sie sich hin, und spüren Sie nach innen. Lassen Sie sich Zeit, dies wahrzunehmen. Wenn Sie das noch nie gemacht haben, wird es eine Weile dauern, bis sie etwas spüren — also entmutigen Sie sich nicht vorher.

Wie fühlt sich ihr Körper innen an?

Höre ich meinen Herzschlag, spüre ich meine Organe? Kann ich einzelne Körperteile spüren? Spüre ich die Grenzen meines Körpers?

....

....

....

Fühlen Sie sich dick oder schlank?

....

....

3. Das Wahrnehmen des Körpers in bestimmten Haltungen

Schließen Sie die Augen, und nehmen Sie nacheinander die unten beschriebenen Haltungen ein. Bleiben Sie in der jeweiligen Haltung so lange, bis Sie sich genau wahrgenommen haben:

Wie fühlt sich mein Körper sitzend an?

....

....

Wie fühlt sich mein Körper liegend an?

....

....

Wie fühlt sich mein Körper stehend an?

....

....

Wie fühlt sich mein Körper an, wenn ich mit ihm gehe?

....

....

Nehmen Sie ihn unterschiedlich wahr?
Wenn ja, welche Unterschiede sind Ihnen aufgefallen?

....

....

In welcher Position haben Sie sich dick gefühlt, in welcher
Position schlank?

....

....

....

Wie fühlen Sie sich mit Ihrem Körper am wohlsten? Bei wel-
cher Position fühlten Sie sich ganz besonders „zu Hause"?

....

....

....

Welches hauptsächliche Gefühl
haben Sie mit Ihrem Körper?

....

....

....

IV. WAS BRAUCHT MEIN KÖRPER?

Ihr Körper hat sehr vielfältige Bedürfnisse: Er braucht Luft, Licht, Sonne und Wasser. Er braucht es, berührt und bewegt, beachtet und geliebt zu werden; er muß genährt, gepflegt und gereinigt werden; er braucht Schlaf und vieles mehr.

Er verfügt über bestimmte Signale, die Ihnen deutlich mitteilen, was er braucht. Die Frage ist nur, ob Sie seine Signale hören und beachten wollen. Schlafen Sie, wenn Sie müde sind? Hören Sie auf zu essen, wenn Sie satt sind? Gehen Sie spazieren, wenn Ihr Körper nach Sauerstoff verlangt?

Wie stehe ich zu den Bedürfnissen meines Körpers?

Betrachte ich diese Bedürfnisse als notwendiges Übel, oder gebe ich meinem Körper gerne, was er braucht? Mit den nachfolgenden Fragen können Sie sich Klarheit darüber verschaffen:

1. Welche Bedürfnisse meines Körpers kenne ich?

....

....

....

....

....

....

....

....

....

....

....

Welche davon beachte ich?

....
....
....
....
....
....
....
....

Welche nicht?

....
....
....

2. Wann achte ich auf die Bedürfnisse meines Körpers?

....
....
....

Wann nicht?

....
....
....

3. Gibt es Bedürfnisse, die ich bei anderen sehe aber bei mir nicht kenne?

....

....

....

....

▓▓▓ **Gibt es Bedürfnisse meines Körpers, die ich mir ab sofort erfüllen will?**

....

....

....

....

....

....

V. WIE GEHE ICH MIT MEINEM KÖRPER UM?

Viele Menschen behandeln ihren Körper wie eine Maschine. Solange er „funktioniert", d.h. ohne Störungen arbeitet, wird er kaum beachtet. Sobald er auf diese Behandlung mit Schmerzen, Krankheits- oder Abnutzungserscheinungen reagiert, wird er als Last empfunden und muß möglichst schnell „repariert" werden. Ist der Körper „dick geworden", muß schnell eine Diät her, damit er nicht weiter stört.

Wie behandle ich meinen Körper?

Ist er mein guter Freund, auf den ich achte, und den ich liebevoll behandle? Oder beachte ich ihn nur gelegentlich, hauptsächlich dann, wenn er mal nicht „funktioniert"? Ignoriere ich ihn sogar? Oder ist er gar mein Feind, den ich ablehne oder verachte?

....

....

....

....

Gibt es einen Zeitabschnitt meiner Biographie, in dem ich mit meinem Körper anders umgegangen bin als heute?

Vielleicht als Kind, als Jugendliche/r, während der Schwangerschaft,

....

....

....

Wünsche ich mir eine andere Beziehung zu meinem Körper?

....

....

**Welche Vorstellungen habe ich von dieser „anderen"
Beziehung?**

....

....

....

■ **Was ist mir bei der Beantwortung dieser Fragen besonders
aufgefallen? Was war mir nicht
so bewußt?**

....

....

....

....

....

VI. WAS GEBE ICH MEINEM KÖRPER?

Was tun Sie für Ihren Körper in dem Bewußtsein, daß es ihm guttut? (Massage, Yoga, Sport, Bodybuilding, Atemübungen, Sonnenbaden, Gymnastik, Kosmetik . . . . . .)

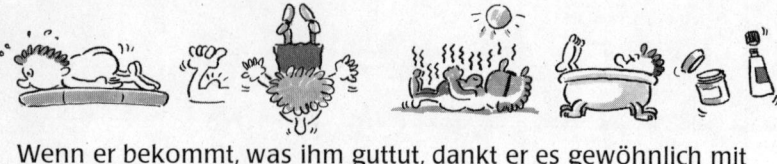

Wenn er bekommt, was ihm guttut, dankt er es gewöhnlich mit Lebendigkeit und Schönheit und natürlich auch Gesundheit.

Was gebe ich ihm regelmäßig?

....

....

....

....

....

Was gebe ich ihm unregelmäßig?

....

....

....

....

Was gebe ich ihm nicht?

....

....

....

....

Was wollte ich ihm schon lange einmal geben?

....

....

....

....

....

Wie habe ich mich bisher davon abgehalten?

....

....

....

....

....

**Was ist mir bewußt geworden?
Was ist mir aufgefallen?**

....

....

....

....

....

....

VII. WIE WICHTIG IST MIR MEIN KÖRPER?

Nur wenn Ihnen Ihr Körper wichtig ist (wird), sind Sie in der Lage, liebevoll mit ihm umzugehen und ihm das zu geben, was er braucht.

Wie wichtig ist mir mein gesamter Körper?

....

....

Gibt es Körperteile, die mir besonders wichtig sind?

....

....

....

Warum sind mir diese Körperteile so wichtig?

....

....

....

Ist mir mein Körper nur zu einem bestimmten Zweck wichtig?
(z.B. Sport, Beruf . . .)

....

....

....

Woher kommt es, daß mir mein Körper gleichgültig oder nicht sehr wichtig ist?

....

....

Gibt es in mir offene oder geheime Vorwürfe gegen meinen Körper oder einzelne Körperteile? Wenn ja, welche?

....

....

....

....

Liebe ich meinen Körper?

....

Was ist mir durch meine Antworten deutlich geworden?

....

....

....

....

....

Sie haben sich wieder viel Aufmerksamkeit geschenkt und waren ehrlich mit sich. Bedanken Sie sich liebevoll bei sich selbst, und belohnen Sie sich (s. Kapitel Belohnung S. 157) mit etwas, das Ihr Herz erfreut.

VIII. WAS DENKE ICH ÜBER MEINEN KÖRPER?

Der Körper „erfüllt" uns alles, was wir über ihn denken. Denken wir z.B. daß er häßlich ist, wird er nach einiger Zeit tatsächlich häßlich aussehen.

Aus diesem Grunde ist es wichtig, daß Sie wissen, was Sie über Ihren Körper denken.

Was denken Sie, wenn Sie an Ihren Körper denken?

Mein Körper ist ....

Mein Körper ist ....

Mein Körper ist ....

Mein Körper ist ....

Mein Körper ist ....

Mein Körper ist ....

Mein Körper ist ....

Mein Körper ist ....

Mein Körper ist ....

Mein Körper ist ....

Mein Körper ist ....

Mein Körper ist ....

Mein Körper ist ....

Mein Körper ist ....

Mein Körper ist ....

Was glaube ich über mich in Verbindung mit meinem Körper?

Schreiben Sie hier alles auf, was Sie über diesen Zusammenhang denken: (z.B. Mein Körper paßt nicht zu mir)

....

....

....

....

....

....

....

....

....

....

....

....

....

....

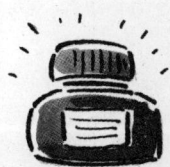

Ich bin mehr als mein Körper

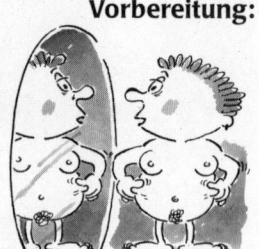

Vorbereitung: Nehmen Sie sich ca. 30 Minuten Zeit. Besorgen Sie sich einen Spiegel, in dem Sie sich ganz sehen können. Suchen Sie einen Ort auf, an dem Sie ungestört sein können.

Stellen Sie sich nackt vor den Spiegel. Betrachten Sie eine Weile aufmerksam Ihren ganzen Körper.

Lassen Sie alle Bewertungen weg. Es ist im Moment nicht gefragt, ob Sie sich hübsch oder häßlich finden.

Jetzt sagen Sie laut zu ihrem Spiegelbild:

Du bist mehr als Dein Körper

Wiederholen Sie diesen Satz öfter. Achten Sie dabei auf Ihre Gefühle und Gedanken.

Wiederholen Sie diesen Satz in der Ich-Form:

Ich bin mehr als mein Körper

Wiederholen Sie diesen Satz öfter. Sagen Sie ihn so oft, bis Sie ihn innerlich annehmen können. Sobald das für Sie möglich ist, werden Sie ein Gefühl von Freude und Freiheit in sich spüren.

Wenn man sich zu sehr mit seinem Körper identifiziert, ist man geneigt, ihn überzubewerten. Unser Körper ist jedoch nur ein Teil von uns. Sie sind mehr als Ihr Körper.

Um sich das bewußt zu machen, lenken Sie Ihre Gedanken auf alles, was Sie sind und was sie ausmacht. Erkennen Sie sich doch einmal voll an. Erstellen Sie darüber eine Liste.

Was gefällt mir alles gut an mir?

Es gibt bestimmt eine Reihe von Eigenschaften, Verhaltensweisen, Ausdrucksmöglichkeiten und Talente o.ä., die Sie an sich
schätzen. Schreiben Sie ein wahres Loblied auf sich selbst (loben
Sie sich lieber zu viel, als zu wenig!):

Ich kann ....

Ich kann ....

Ich kann ....

Ich kann ....

Ich kann ....

Ich kann ....

Ich kann ....

Ich kann ....

Ich kann ....

Ich kann ....

Ich kann ....

Ich kann ....

Ich kann ....

Ich kann .... *Oh Mann die kann küssen!*

Ich kann ....

Ich kann ....

Ich bin ....

Ich bin ....

Ich bin ....

Ich bin ....

Ich bin ....

Ich bin ....

Ich bin ....

Ich bin ....

Ich bin ....

Ich bin ....

Ich bin ....

Ich bin ....

Ich bin ....

Ich bin ....

Ich bin ....

Ich ....

Ich ....

Ich ....

Ich ....

Ich ....

Ich ....

Ich ....

Ich ....

Ich ....

Ich ....

Ich ....

Ich ....

Ich ....

Ich ....

Ich ....

Ich ....

Ich ....

Ich ....

Ich ....

Ich ....

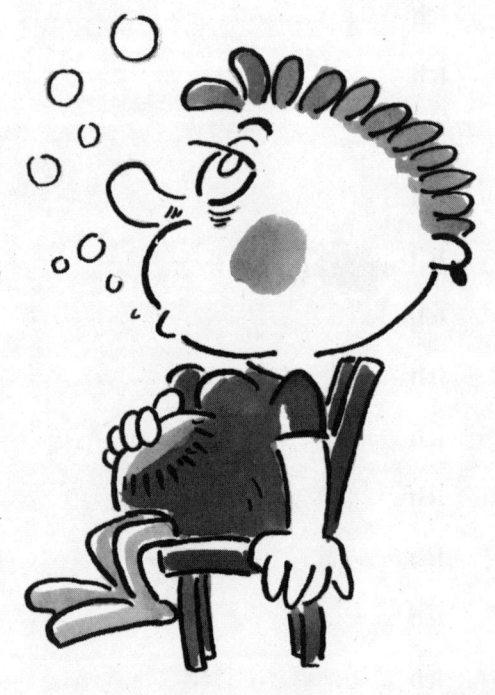

Mein Eßverhalten — Übersicht

Mein Eßverhalten

Im folgenden geht es um Ihre Beziehung zum Essen und Ihre konkreten Verhaltensweisen bei der Nahrungsaufnahme.

Sie werden ein verschärftes Bewußtsein entwickeln über die Fragen: Was esse ich hauptsächlich — was motiviert mich zum Essen — wann, wo und wie esse ich — wieviel esse ich, und wann beende ich eine Mahlzeit — wie fühle ich mich nach dem Essen — welche Einstellungen habe ich zum Essen.

Es gibt nur wenige Menschen (auch unter den Schlanken), die eine problemlose Beziehung zum Essen haben.

Zum großen Teil kommt das daher, daß das Essen „für sich" meistens für den Körper nicht befriedigend ist (denaturierte Nahrung, Konserven, junk food usw.) und auch den gefühlsmäßigen Erwartungen nicht entspricht.

Zusätzlich schleichen sich beim Essensvorgang leicht schlechte Gewohnheiten ein, die schwer wieder abzustellen sind: z.b.

sich keine Zeit für das Zubereiten der Nahrung zu geben

sich keine Zeit und Muße für den Verzehr des Essens zu nehmen (nicht kauen, nicht schmecken)

wahllos zu essen

das Essen mit anderen Aktivitäten zu verbinden

bei jeder Gelegenheit zu essen

sich mit Essen zu belohnen oder zu bestrafen

Essen als Problemlöser einzusetzen

sich vom Essen ständig verführen zu lassen

usw.

Bei diesem Umgang mit dem Essen geht oft nicht nur das Maß, sondern auch der Geschmack und der Genuß verloren. Außerdem verliert man so immer mehr die Verbindung zu den eigenen Körpersignalen, die genau aufzeigen, wann, was und wieviel unser Körper an Nahrung braucht, um gesund zu bleiben oder sich von einer Krankheit zu heilen. Der Körper verlernt, sich selbständig zu regulieren. Die Folge: Übergewicht, Stoffwechselstörungen und ähnliches.

I. DAS ESSPROTOKOLL

Machen Sie sich Ihre Essgewohnheiten ganz klar, indem Sie die nachfolgende Liste über einen Zeitraum von 3 oder 4 Tagen regelmäßig ausfüllen.

Erledigen Sie dies gleich nach dem Essen, sonst vergessen Sie es.

Sie werden erstaunt sein, was Sie alles über sich entdecken können.

**Ich wünsche Ihnen
viel Spaß und Ausdauer!**

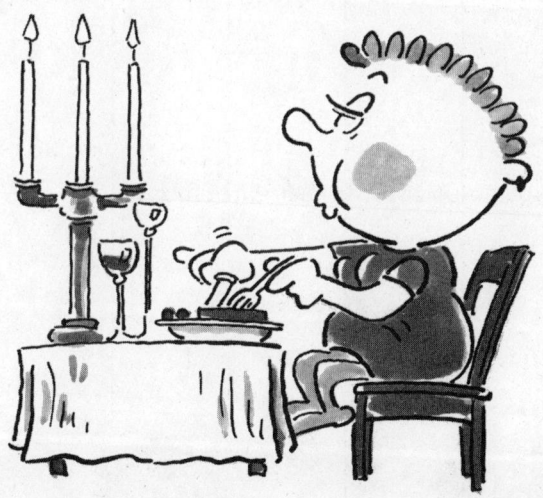

Eßprotokoll

TAG	UHRZEIT	WAS	WIEVIEL	WAS HAT MICH ZUM ESSEN GEBRACHT	STIMMUNG

HUNGER ja/nein	ORT	POSITION sitzend, liegend, usw.	MIT WEM	ZUSÄTZL. AKTIVITÄTEN	WIE WAR DAS ESSEN FÜR MICH

Beschäftigen Sie sich mit dem nun folgenden **Fragenkomplex** erst dann, wenn Sie schon mit dem Eßprotokoll gearbeitet haben.

Für das Beantworten der einzelnen Fragen brauchen Sie wenig Zeit.

Sie werden jedoch sehr beeindruckt sein, was Sie alles über Ihr Eßverhalten, Ihren Umgang mit dem Essen und die Wirkung, die Essen auf Sie hat, erfahren werden.

Es wird spannend!
Viel Spaß beim Erforschen!

▓ Zwei alte Freunde treffen sich,
sagt der eine: „Mann, sag mal,
wieso schaust du denn so betrübt
aus?" Der andere: „Weißt du, ich
habe so ein schwieriges Problem."
„Und welches?" „Ich esse so wahn-
sinnig viel." Der andere: „Ja, wieso
ißt du denn so viel?" „Aus Frust!"
„Und worüber bist du so frustriert?"
„Weil ich so dick bin!"

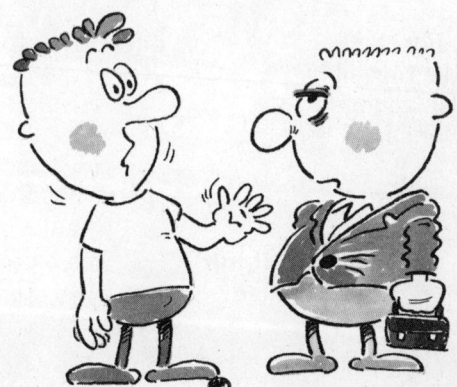

II. WAS BRINGT MICH MEISTENS ZUM ESSEN?

Unterstreichen und ergänzen Sie:

(körperlich fühlbarer) Hunger	**was?** ....
Appetit	....
Essensreize (Geruch, Aussehen, usw.)	....
bestimmte Gefühle	**welche?** ....
Unruhe Stress	....
Müdigkeit Langeweile	....
Krankheit innere Leere	....
	welche? ....
unbestimmte Gefühle	....
	....
bestimmte Gedanken	**welche?** ....
	....
	....
anderes: die Uhrzeit	**oder:** ....
Einladungen Verabredungen	....
	....
▓▓ **Was ist mir aufgefallen?**	....
	....
	....

III. WANN DENKE ICH AN ESSEN?

Unterstreichen oder ergänzen Sie:

vor den Mahlzeiten
nach den Mahlzeiten
ständig
immer wieder
zu einer bestimmten Zeit
wann?   ....
selten
gar nicht

Wieviel Zeit verbringe ich damit, ans Essen zu denken?

insgesamt ca............. Minuten (oder Stunden) am Tag.

Wie fühle ich mich beim Denken ans Essen? (z.B. gestört usw.)

....

....

....

IV. WIE GEHE ICH MIT ESSEN UM?

(Einkaufen, Zubereitung, Gestaltung etc.)
Unterstreichen und ergänzen Sie:
liebevoll
lieblos
großzügig
knauserig
verschwenderisch
achtsam   **oder:** ....
sorglos
gesundheitsbewußt   ....
wurschtig
dankbar   ....
undankbar
geschmackvoll   ....

....

V. WAS ESSE ICH HAUPTSÄCHLICH?

Unterstreichen und ergänzen Sie:

was da ist
wonach mir ist
was gut aussieht
was gut riecht
von allem etwas
was übriggeblieben ist
was angeboten wird
(Restaurant, Kantine
etc.)
immer das gleiche

was billig ist
was nichts kostet
was nicht dick macht
was gesund ist
Fertigprodukte
Konserven
Tiefkühlkost
mehr warmes Essen
mehr kaltes Essen

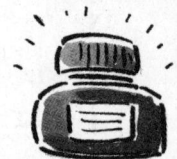

was ist das? ....

....

am meisten ....

....

oft ....

....

am liebsten ....

....

nie ....

....

zwischendurch ....

....

Welche Nahrungsmittel bekommen mir nicht?

....

....

Vermeide ich diese?   ja/nein
Wenn nicht, wie gehe ich mit dem Unwohlsein um?

....

....

Bei welchen Gelegenheiten überesse ich mich meistens?

....

....

Vermeide ich diese Situationen, oder suche ich sie sogar?

....

....

VI. WANN ESSE ICH HAUPTSÄCHLICH?

Unterstreichen und ergänzen Sie:
Frühstück,   um . . . . Uhr
Mittagessen, um . . . . Uhr
Abendessen, um . . . . Uhr
Habe ich zu dieser Zeit Hunger, oder esse ich aus Gewohnheit?

....

zwischendurch esse ich:
nie
selten
regelmäßig um . . . . Uhr
nach einem Getränk
nach einer bestimmten Aktivität (Sport, Baden, ...)

welcher? ....

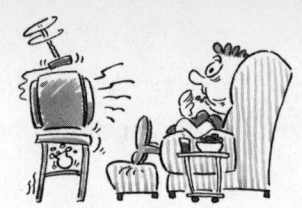

während einer
bestimmten Tätigkeit

beim Lesen   **oder** ....
beim Fernsehen
beim Schreiben   ....
beim Autofahren
beim Telefonieren ....
beim Diskutieren

Wann esse ich am liebsten?

....

....

VII. WO ESSE ICH HAUPTSÄCHLICH?

Unterstreichen, und ergänzen Sie:

Küche	Kantine
Wohnzimmer	Restaurant
Eßzimmer	Schnellimbiß
Schreibtisch	Auto
Bett	bei Bekannten/ bei Verwandten
Bad	

oder: ....

Gefallen mir diese Orte zum Essen eigentlich?

....

Wo esse ich am liebsten?
(möglicherweise kommt jetzt ein anderer Ort)

....

Kann ich es einrichten, öfter an meinem Lieblingsort zu essen?
  ja/nein

Beeinflußt der Ort, an dem ich esse, meinen Genuß?   ja/nein

wenn ja, wie

....

....

VIII. WIE ESSE ICH MEISTENS?

Unterstreichen, und ergänzen Sie:

langsam
schnell
ruhig
hastig
gelassen
gierig   ich kaue langsam
konzentriert   ich schlinge
genußvoll   ich schmecke und fühle das Essen
ohne Genuß   ich schmecke kaum noch etwas

ich esse: **oder:**

im Sitzen
im Stehen   ....
liegend
allein   ....
mit anderen

ich mache etwas nebenbei:

reden   **oder:** ....
lesen
fernsehen   ....

                          ....

In welcher Stimmung esse ich meistens?

....

....

IX. WIEVIEL ESSE ICH NORMALERWEISE?

Unterstreichen, ergänzen Sie, und kreuzen Sie an:

	ab und zu	ständig
große Portionen		
kleine Portionen		
nach Bedürfnis		
nach einem bestimm-ten Plan		
ich achte nicht darauf		

oder:

....

....

Wieviele Mahlzeiten esse ich pro Tag? .... Mahlzeiten

Wann esse ich wenig? ....

....

....

Wenig zu essen, fällt mir besonders leicht, wenn ....

....

....

Wenig zu essen, fällt mir besonders schwer, wenn ....

....

....

....

....

....

Wann esse ich viel? Welche Zusammenhänge gibt es da? …

....

....

Wie fühle ich mich, wenn ich viel esse? ....

....

....

Wie geht es mir dann hinterher? ....

....

....

X. WIEVIEL ZEIT NEHME ICH MIR FÜRS ESSEN?

Ergänzen Sie

Wieviel Zeit nehme ich mir für die Zubereitung von:

Frühstück .... Minuten

Mittagessen .... Minuten

Abendessen .... Minuten

Zwischenmahlzeit .... Minuten

Wieviel Zeit nehme ich mir zum Essen?

beim Frühstück .... Minuten

beim Mittagessen .... Minuten

beim Abendessen .... Minuten

bei der Zwischenmahlzeit .... Minuten

Ist mir die jeweilige Zeit zu kurz oder zu lang?

....

....

XI. WANN BEENDE ICH DIE MAHLZEIT, DIE ZWISCHENMAHLZEIT, DEN IMBISS?

Unterstreichen oder ergänzen Sie:

wenn ich satt bin
wenn ich voll bin
wenn mir übel ist
wenn es mir nicht mehr schmeckt
wenn mein Teller leer ist
wenn der Topf leer ist
wenn die Packung leer ist
wenn der Kühlschrank leer ist
wenn die Essenszeit (z.B. Mittagspause) vorüber ist
wenn die anderen ihre Mahlzeit beenden
wenn ich das Haus verlasse

oder: ....

....

....

....

XII. WIE FÜHLE ICH MICH MEISTENS NACH DEM ESSEN?

Unterstreichen und ergänzen Sie:

leicht	voller Tatendrang
schwer	unlustig
voll	belastet
satt	unbelastet
hungrig	mit schlechtem Gewissen
unbefriedigt	mit Schuldgefühlen
befriedigt	taub
munter	deprimiert
müde	

oder: ....

....

....

XIII. MEINE EINSTELLUNGEN ZUM ESSEN

Bitte unterstreichen und ergänzen Sie:

Essen ist/macht dick

Essen ist/macht gesund

Essen ist/macht notwendig

Essen ist/macht unnötig

Essen ist/macht erholsam

Essen ist/macht befriedigend

Essen ist/macht unbefriedigend

Essen ist/macht verlockend

Essen ist/macht glücklich

Essen ist/macht ein Genuß

Essen ist/macht mein einziger Genuß

Essen ist/macht das Wichtigste im Leben

Essen ist/macht kommunikativ

Essen ist/macht ....

Essen ist/macht ....

Essen ist/macht ....

Essen ist/macht ....

Essen ist/macht ....

Essen ist/macht ....

Essen ist/macht ....

Essen ist/macht ....

Essen ist/macht ....

Essen ist/macht ....

Wenn ich esse, dann habe ich Angst, zu kurz zu kommen.

Wenn ich esse, dann kann ich nicht mehr aufhören.

Wenn ich esse, dann will ich alles auf einmal essen.

Wenn ich esse, dann esse ich alles durcheinander.

Wenn ich esse, dann bin ich zufrieden.

Wenn ich esse, dann vergesse ich alles andere.

Wenn ich esse, dann ist alles in Ordnung.

Wenn ich esse, dann komme ich zur Ruhe.

Wenn ich esse, dann mache ich etwas für mich.

Wenn ich esse, dann erfrische ich mich.

Wenn ich esse, dann bin ich erfüllt.

Wenn ich esse, dann bin ich ausgeglichen.

Wenn ich esse, dann bin ich ausgelastet.

Wenn ich esse, dann ....

Wenn ich esse, dann ....

Wenn ich esse, dann ....

Wenn ich esse, dann ....

Wenn ich esse, dann ....

Wenn ich esse, dann ....

Wenn ich esse, dann ....

Wenn ich esse, dann ....

Wenn ich esse, dann ....

Wenn ich esse, dann ....

Wenn ich esse, dann ....

XIV. MEINE PERSÖNLICHE BEZIEHUNG ZUM ESSEN

Beispiel: „Ich brauche Essen nur anschauen, und schon werde ich dick."

„Ich werde Essen nie widerstehen können."

....
....
....
....
....
....
....
....
....
....

Mein momentaner Standort

Tragen Sie auf die freien Linien die Antworten und Einsichten ein, die Ihnen am wichtigsten erscheinen.

So gewinnen Sie einen kurzen, klaren Überblick über den „Ort", von dem aus Sie weiterreisen wollen. („Wenn ich nach Berlin will, muß ich wissen, daß ich in München bin.")

zu meiner Vergangenheit

....

....

....

....

....

....

....

zu meiner Gegenwart

zu meinem Körper:

....

....

....

....

....

....

zu meiner Beziehung zum Essen:

....

....

....

....

....

....

....

....

**Welche Erkenntnisse über mich
haben mich bisher wachgerüttelt?**

....

....

....

Was will ich spontan verändern?

....

....

....

Jeder körperliche Zustand hat
seinen Ursprung im Geistigen.

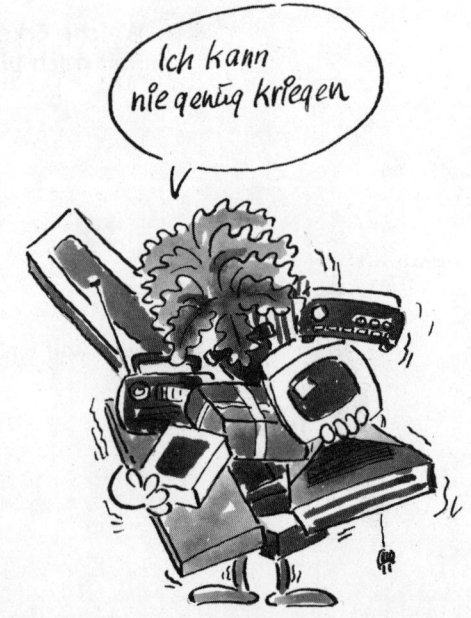

Meine inneren Haltungen als Dicke(r)

Ihrem Dicksein liegen verschiedene innere Haltungen, z.B. Gier, zugrunde, die Sie dick gemacht haben und Sie immer noch dick halten. Meistens spiegeln sich solche inneren Haltungen auf allen Ebenen Ihres Lebens wider.

Es ist deshalb wichtig, daß Sie sich diese Haltungen bewußt machen, um sie eines Tages auflösen zu können.

Seien Sie ehrlich mit sich: Nennen Sie die Dinge beim Namen, aber machen Sie sich nicht schlecht.

Um Ihnen die Suche nach diesen dickmachenden inneren Haltungen zu erleichtern, nenne ich Ihnen einige Beispiele aus meiner Praxiserfahrung:

Angst, zu kurz zu kommen

nie genug zu bekommen

Schwierigkeiten, das rechte Maß zu finden

sich leicht zu überladen

nicht loslassen zu können

gierig zu sein

Wer z.B. Angst hat, zu kurz zu kommen, wird diese Haltung in allen Bereichen seines Lebens wiederfinden. Die Folge: Er/Sie achtet nicht auf *sein/ihr* Maß und übernimmt sich dabei meistens (nicht nur beim Essen). Genauso ist es bei demjenigen, der nie genug bekommen kann. Auch er/sie wird meistens zu viel nehmen und an den „Folgen" leiden.

Welche inneren Haltungen, die mit „zu viel" oder „zu wenig" zu tun haben, kennen Sie von sich? ....

....

....

....

....

In welchen Lebensbereichen spiegeln sich diese Haltungen wider?

....

....

....

....

....

....

....

....

....

Welche inneren Haltungen spiegeln Ihr Dicksein wider? Hören Sie genau auf Ihren Körper. Vielleicht sagt er: „Ich blase mich gerne auf", oder „Dadurch, daß ich dick bin, habe ich bei anderen mehr „Gewicht". Erforschen Sie dieses Gebiet so gründlich wie möglich.

....

....

....

....

....

....

....

....

In welchen Lebensbereichen spiegeln sich diese Haltungen wider?

....

....

....

....

....

....

....

....

....

....

Sie werden feststellen, daß Ihr ganzes Leben in all seinen Bereichen von diesen dickmachenden Haltungen geprägt ist. Wahrscheinlich sind Sie sehr erstaunt darüber.

Erlauben Sie sich, diese inneren Haltungen zu erleben und zu erfahren. Spüren Sie die Gefühle, die damit zusammenhängen.

Planen Sie erst dann eine Veränderung dieser Haltungen. Man muß den Ort sehr gut kennen, von dem man sich wegbewegen will! Lesen Sie, falls Sie das noch nicht getan haben, die Kapitel „Ich denke positiv", S. 131 und „Ich denke mich schlank", S. 222

Bearbeiten Sie immer nur *eine* Haltung.

Lassen Sie los, was Sie behindert!

Wer sagt, dass die Arbeit an sich
selbst keinen Spass macht?
Nur diejenigen,
die nicht an sich arbeiten!

Teil III
Meine Reise-
vorbereitungen

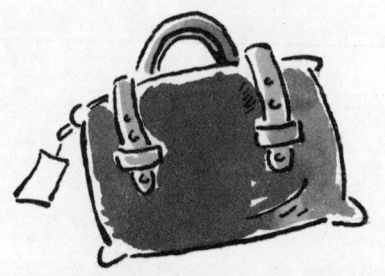

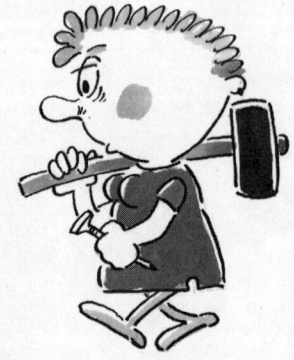

Die richtigen Werkzeuge sind die Voraussetzungen für jeden Erfolg.

Nachdem Sie nun wissen,

WO Ihre Reise beginnt,

geht es nun darum,

die Reise vorzubereiten.

Die einzelnen Schritte dazu sind folgende:

 1. Ich vergebe mir, meinem Körper und anderen.

2. Ich denke positiv.

3. Ich motiviere mich.

4. Ich erlaube mir, (wieder) zu fühlen.

5. Ich belohne mich.

6. Ich verändere mich.

7. Ich gebe meine Schuldgefühle auf.

8. Ich lasse los.

Durch diese Reisevorbereitungen werden Sie sich von alten Gedanken, Gefühlen und Erlebnissen befreien, um Ihre Reise unbeschwert antreten zu können.

Sie lernen gleichzeitig, liebevoller und annehmender mit sich selbst umzugehen, was Ihr Selbstvertrauen und Ihr Selbstbewußtsein stärken wird. So schaffen Sie die Voraussetzungen für den Erfolg auch auf anderen Gebieten Ihres Lebens.

Ich vergebe mir, meinem Körper und Anderen.

Im ersten Kapitel Ihrer Reisevorbereitungen geht es darum, daß Sie sich seelisch, geistig und körperlich „erleichtern", indem Sie Ihre Vorwürfe gegen sich, Ihren Körper und andere Menschen aufgeben und verzeihen lernen.

Vergeben heißt:
Die Vergangenheit endgültig
loslassen.

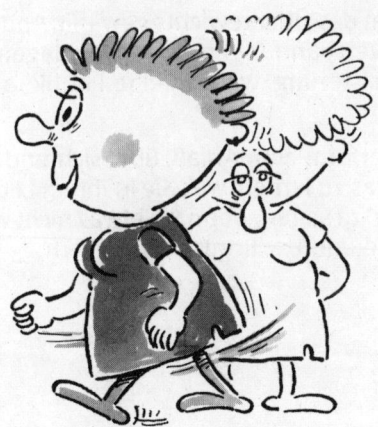

ICH VERGEBE MIR

Es wird Zeit, daß Sie mit Ihrem Dicksein liebevoller und einsichtiger umgehen und aufhören, sich dafür abzulehnen, zu beschimpfen, sich ständig fertigzumachen oder sich selbst zu bemitleiden.

Bisher haben Sie Ihr Dicksein einfach falsch verstanden! Dick zu sein, ist kein Schicksalsschlag und kein Verbrechen! Sie sind auch kein schlechter Mensch, nur weil Sie dick sind. Und es gibt keinen Grund, sich für Ihr Dicksein zu bemitleiden.

Ihr Dicksein ist vielmehr der Ausdruck für Ihre in Ihrem Leben nicht bewältigten Situationen und Lernaufgaben, vor die Sie das „Leben" (wahrscheinlich immer wieder) stellt oder gestellt hat. Sei es, daß Sie zu lernen haben „loszulassen" oder „nein" zu sagen, oder Ihre Gefühle auszudrücken.

Das wußten Sie wahrscheinlich bisher noch nicht.

Zu leben bedeutet in einem immerwährenden Lernprozeß zu stehen. Ein Leben, in dem wenig oder gar kein Lernen mehr stattfindet, ist unbefriedigend und führt meistens zu Störungen auf körperlicher, geistiger oder seelischer Ebene. Dabei wählt jeder Mensch unbewußt eine andere Ausdrucksform für sein Nicht-Lernen.

Sie haben die Ausdrucksform des Übergewichts gewählt. Andere Menschen wählen Muskelverspannungen oder ein Magengeschwür oder eine Verhaltensstörung, wie z.B. eine Phobie oder diffuse Ängste, etc.

Nehmen Sie also Ihre Körperform zum Anlaß, über sich und Ihr Leben nachzudenken und das zu lernen, was *Sie* in Ihrem Leben zu lernen haben. Sei es „nein" zu sagen, wenn Sie etwas nicht wollen oder wieder Ihre Gefühle und Bedürfnisse zu äußern.

Nehmen Sie ab sofort Ihre Lernaufgaben an.

Beginnen Sie damit, indem Sie sich Ihr Dicksein, für das Sie sich bisher die Schuld gegeben haben und Ihre lieblose Art, in der Sie bisher damit umgegangen sind,

V E R G E B E N.

Verschwenden Sie keine Sekunde mehr mit Selbstvorwürfen.

Sammeln Sie Ihre Kraft zum Lernen.

Gestatten Sie sich jetzt schon glücklich zu sein, nicht erst, wenn Sie schlank sind.

**Erlauben Sie sich,
mit Freude zu lernen!**

ÜBUNG

ICH VERGEBE MIR

Vorbereitung: Nehmen Sie sich ungefähr eine halbe Stunde Zeit. Suchen Sie einen Ort auf, an dem Sie ungestört sein können und in dem es einen Spiegel gibt.

1. Stellen Sie sich vor den Spiegel, und sagen Sie laut zu Ihrem Spiegelgesicht:

Ich . . . . vergebe dir, daß du dick bist.
(Vorname)

(Wiederholen Sie diesen Satz öfter und spüren Sie nach, ob Sie sich das glauben)

dann:

Ich . . . . vergebe mir, daß ich dick bin.
(Vorname)

Lassen Sie zu, daß diese Sätze tief in Sie eindringen. Achten Sie darauf, daß Sie sich wirklich vergeben. Wenn das nicht möglich ist, sollten Sie herausfinden, was Sie davon abhält, und was Sie tun müssen, damit Sie es schaffen.

2. Wie fühlen Sie sich jetzt? Erleichtert?

....

....

....

Jetzt kommt der nächste Lernschritt:

3. Sagen Sie jetzt zu Ihrem Spiegelbild:

DEIN DICKSEIN IST ZUM LERNEN DA (öfter)

und jetzt:

MEIN DICKSEIN IST ZUM LERNEN DA (öfter)

Achten Sie auch jetzt wieder darauf, daß Sie diesen neuen Gedanken in sich zulassen und annehmen.

4. Wie fühlen Sie sich jetzt?

....

....

....

5. Was denken Sie jetzt über Ihr Dicksein?

....

....

....

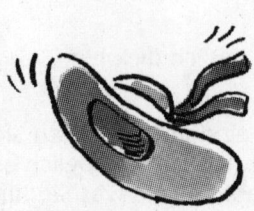 **Sie haben eine Belohnung verdient. Fällt Ihnen etwas ein, womit Sie sich belohnen könnten (außer Essen)?**

Forschen Sie weiter:

Gibt es vielleicht noch andere zurückliegende Ereignisse, die Sie bis heute belasten, und die Sie sich nicht verziehen haben? Denken Sie dabei an einen Streit, eine Trennung, einen Unfall, eine unüberlegte Geldausgabe,............?

Befreien Sie sich von diesen alten Geschichten und den dazugehörigen Selbstvorwürfen!

Lassen Sie sich helfen:

Es gibt verschiedene Möglichkeiten, das Verzeihen zu üben. Eine davon ist der Umgang mit Affirmationen. Das sind gedankliche „Selbstversicherungen". Mehr dazu in dem Kapitel „Ich denke positiv" auf S. 131

Hier einige Beispiele von möglichen Affirmationen:

Ich....................vergebe mir vollkommen.
    (Vorname)

Ich..............bin die vollkommene Vergebung.
    (Vorname)

Ich..............vergebe mir den Streit mit meinem Mann.
    (Vorname)

Ich..............vergebe mir, mich von H. getrennt zu haben.
    (Vorname)

Ich ....

Ich ....

Ich ....

Ich ....

Ich ....

Ich ....

Finden Sie Ihre eigenen Sätze. Schreiben Sie diese so oft wie möglich. Hören Sie erst auf damit, wenn Sie sich befreit fühlen.

Sie können diese Sätze auch dem eigenen Spiegelbild oder, wenn möglich, der betreffenden Person direkt sagen.

Erlauben Sie sich, die Befreiung und Liebe zu spüren, die durch den Akt der Vergebung in Ihnen frei werden.

ICH VERGEBE MEINEM KÖRPER

Nachdem Sie wahrscheinlich schon seit Jahren sehr unfreundlich oder sogar lieblos mit Ihrem Körper umgegangen sind, wird es Zeit, auch mit ihm Frieden zu schließen.

Akzeptieren Sie die Tatsache, daß Ihr Körper das Ergebnis Ihrer bisherigen Geschichte und Ihrem Umgang mit sich selbst und dem Leben ist.

 Ihr Körper wird sich dann verändern:

- **wenn Sie ihn wieder annehmen,**
- **wenn Sie ihm und Ihrem Innenleben wieder liebevolle Beachtung schenken**
- **und bereit sind, sich zu entwickeln.**

Ihr Körper will Ihr Freund sein.

Was halten Sie von dieser Vorstellung?

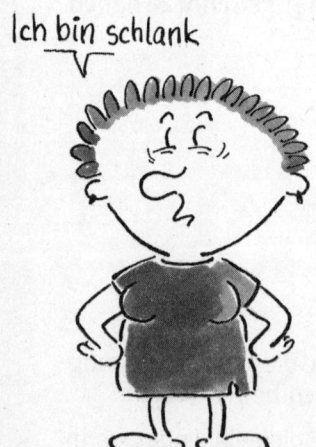

Ich wünsche Ihnen beiden eine tiefe und liebevolle Freundschaft!

Ich nehme meinen Körper an

Vorbereitung: Nehmen Sie sich mindestens 1 Stunde Zeit, gehen Sie an einen ruhigen Ort und ziehen Sie sich ganz aus.

Betrachten Sie nun in aller Ruhe, von allen Seiten, jeden Teil Ihres Körpers ...... Nase, Mund, Augen, Arme, Beine etc. ......

Nehmen Sie einen Spiegel zur Hilfe, wenn Sie einen Körperteil nicht ganz sehen können.

Bewegen und befühlen Sie danach jeden einzelnen Körperteil nacheinander. Geben Sie jedem einzelnen Körperteil die liebevolle Aufmerksamkeit, die „er" vielleicht noch nie bekommen hat. Achten Sie darauf, wie Sie sich fühlen, welche Beziehung Sie zu dem jeweiligen Körperteil haben und welcher Kontakt zwischen Ihnen besteht.

Finden Sie heraus, ob Sie den Körperteil, dem Sie gerade Ihre Aufmerksamkeit schenken, ganz annehmen können, oder was Sie nötigenfalls vorher dazu brauchen. Vielleicht müssen Sie sich dazu klar machen, was „er" schon im Laufe Ihres Lebens für Sie geleistet hat und noch leistet. Vielleicht wollen und müssen Sie ihm vorher noch Ihren Ärger oder ein anderes Gefühl zeigen. Sprechen Sie ganz direkt mit dem jeweiligen Körperteil, z.B. „Ich kann dich nicht leiden, wegen dir bin ich so häßlich!" oder „Du störst mich, wegen dir mag ich mich nicht!" Sagen Sie alles , was zwischen Ihnen steht.

Wenn Sie merken, daß Sie nun den entsprechenden Körperteil ganz annehmen können, sagen Sie zu ihm:

Du bist wie du bist, und du bist völlig o.k., so wie du bist.

Erlauben Sie sich, die Freude des Annehmens und die Veränderung Ihres Körpergefühls zu spüren.

Gehen Sie so von Körperteil zu Körperteil. Lassen Sie sich dabei genügend Zeit, damit Sie den gesamten Prozeß gefühlsmäßig gut verfolgen können.

Nachdem Sie mit allen Körperteilen „gesprochen" haben:
Wie fühlen Sie sich jetzt?

....

....

....

Haben Sie es geschafft, Ihren ganzen Körper anzunehmen?
Ja / Nein
Wenn ja, welches Körpergefühl haben Sie gerade?

....

Wenn nein, welche Körperteile konnten Sie nicht annehmen?

....

....

Wie kommt das?

....

....

Stehen Sie jetzt anders zu Ihrem Körper?

....

....

Lassen Sie sich ein paar Tage Zeit, und arbeiten Sie dann noch einmal mit *den* Körperteilen, die Sie nicht annehmen konnten.

Wiederholen Sie diesen Prozeß so lange, bis Sie Ihren ganzen Körper vollkommen annehmen können.

Konnten Sie hingegen Ihren Körper auf Anhieb mit allen seinen Körperteilen annehmen, schlage ich Ihnen vor, diese Übung jeden Monat ein- oder zweimal zu wiederholen. Dieser Vorgang wird Ihr neues positives Körpergefühl stärken und erhalten.

Lieben Sie Ihren Körper, er braucht es!

ICH VERGEBE ANDEREN

Sich selbst zu vergeben, ist mit einem starken Gefühl von Befreiung verbunden. Ähnliches erleben wir, wenn wir anderen vergeben.

In Konflikten mit anderen Menschen halten wir oft Gefühle von Ärger, Wut, Groll, Kränkung, Traurigkeit, Verletztsein oder Haß in unserem Körper fest, um sie nicht zeigen zu müssen. Die dazugehörige Geschichte speichern wir gleichzeitig in unserem Unterbewußtsein. Die Ursache dafür ist meistens Angst: Angst vor Agressionen, Angst vor der Auseinandersetzung, Angst, den anderen zu verletzen, Angst verlassen zu werden, usw. Oft wollen wir auch einem anderen nicht zeigen, wie verletzlich wir sind. Drücken wir jedoch unsere Gefühle nicht aus, bleiben wir mit dem jeweiligen Partner (auch wenn wir uns vielleicht schon vor Jahren getrennt haben) sehr wahrscheinlich „negativ" verbunden, ohne das zu wissen. Um einen Konflikt oder eine Beziehung wirklich zu beenden, ist es jedoch wichtig, die ganze Geschichte einschließlich der Gedanken und Gefühle loszulassen und, wenn nötig, dem anderen zu verzeihen.

Durch das Festhalten von „alten" Gedanken und Gefühlen bleibt ein Großteil unserer Energie an die dazugehörigen Geschichten gebunden. Das führt möglicherweise schnell wieder zu einem neuen Streit, oder Begegnungen mit anderen Menschen sind gleich von Anfang an durch diese alten bitteren Gefühle belastet.

Befreien Sie sich also von Ihren alten Geschichten, damit Sie jedem Menschen „frisch und frei" begegnen und damit „neue" Geschichten erleben können.

**Lassen Sie alles ALTE los!
Das macht schlank!**

Ich vergebe anderen

Vorbereitung: Nehmen Sie sich eine Stunde Zeit, und gehen Sie an einen Ort, wo Sie ungestört bleiben können.

Schreiben Sie nun die Namen der Menschen auf, mit denen Sie noch eine alte Geschichte verbindet, die Sie heute noch belastet.

....

....

....

....

....

Holen Sie sich nun die Geschichte mit der ersten Person wieder ganz in Ihre Erinnerung.

Welche Gedanken und Gefühle tauchen auf?

....

....

....

Haben Sie diese Gedanken und Gefühle jemals ausgedrückt?
Ja/Nein

Können Sie sich vorstellen, daß Sie sich mit dieser Person treffen oder sie anrufen oder ihr einen Brief schreiben?

Wenn ja, dann organisieren Sie das jetzt.

Wenn nein, dann lesen Sie weiter.

Es gibt eine Methode, mit der Sie Ihre „alten" Gedanken und Gefühle loslassen können, ohne daß die betreffende Person körperlich anwesend sein muß.

Stellen Sie sich einem Stuhl oder einem Kissen gegenüber, und setzen Sie in Ihrer Phantasie die betreffende Person darauf.

Sagen Sie, und zeigen Sie nun *alles*, was Sie noch belastet und was nötig ist, um diese Geschichte wirklich zu beenden und auch gefühlsmäßig loszulassen. Lassen Sie sich Zeit, und spüren Sie genau nach, was Sie fühlen, und lassen Sie alles raus!

Ihr Schlußsatz könnte dann lauten:

Ich verzeihe Dir alles, worüber . . . .
                                    z.B. ich mich geärgert habe

Ich verzeihe Dir alles, worunter . . . .
                                    z.B. ich gelitten habe

Ich vergebe Dir oder

Ich vergebe Dir vollkommen.

Gehe aus meinem Leben in Frieden (z. B. bei einer Trennung)

Eine andere Möglichkeit ist die, mit Affirmationen zu arbeiten. Schlagen Sie hierzu das Kapitel „Ich denke positiv" auf S. 131 auf.

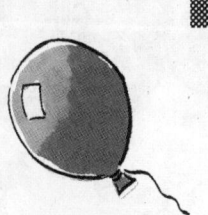

Ich wünsche Ihnen, daß Sie es schaffen, sich wirklich zu befreien.

Positives Denken ist stärker als negatives Denken.

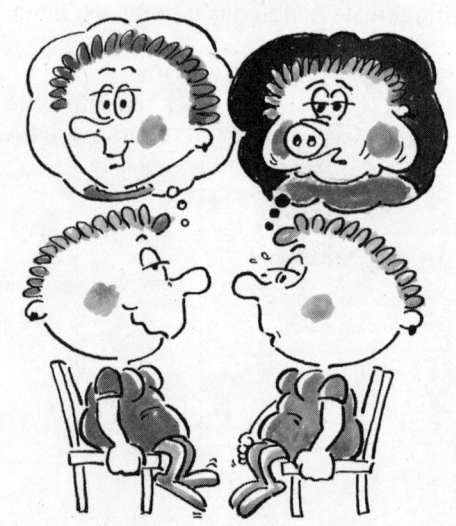

Ich denke positiv

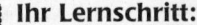 **Ihr Lernschritt:**

In diesem Kapitel können Sie lernen, negatives Denken und seine Wirkung auf Sie zu erkennen und wie Sie es in positives Denken umwandeln können.

Eine der wichtigsten Techniken des *„positiven Denkens"*, die Anwendung von Affirmationen, wird hier ausführlich beschrieben und versetzt Sie in die Lage, diese Technik auch in Ihrem Alltag anwenden zu können.

Ich denke positiv

Da unsere Handlungen sehr stark von unserem Verstand beeinflußt werden, ist es wichtig, die Wirkung unseres Denkens zu erkennen. Unser Verstand kann sich sowohl positiv als auch negativ mit derselben Situation befassen. Das löst einmal negative, das andere Mal positive Gefühle und Handlungsimpulse aus.

Besonders starke Auswirkungen hat dieses Denken auf die Ergebnisse, die Sie erzielen wollen. Wenn Sie über ein zukünftiges Ereignis negativ denken, haben Sie von vornherein ein Gefühl von Mutlosigkeit und nicht selten von Frustration. Denken Sie hingegen positiv über dieses Ereignis, werden Sie sicher mit Schwung und Freude an das Projekt herangehen. Sie können sich sicherlich vorstellen, wie unterschiedlich die Ergebnisse sein werden.

Daran sehen Sie, wie wichtig es ist, Ihr Denken unterscheiden zu lernen, um nicht Opfer, sondern Meister einer Situation zu sein. So versetzen Sie sich in die Lage, die Gedanken herauszufinden, die Sie zu Erfolg oder Mißerfolg geführt haben.

Was genau ist negatives Denken?

Wenn Sie negativ denken, versagt Ihnen Ihr Verstand, sich lebensbejahend und unterstützend mit einer Situation Ihres Lebens zu befassen.

Zum Beispiel: **Ihr Verstand**

beurteilt:	„Dicksein ist widerlich, wie kann man nur so aussehen wollen."
klagt an:	„Wie konntest du nur so blöd sein und so viel essen, daß du so dick geworden bist."
lehnt ab:	„Du bist nicht liebenswert, wenn du dick bist!"
entmutigt:	„Du schaffst es bestimmt nicht, abzunehmen — bei deiner Disziplinlosigkeit!"

Negative Gedanken und Gefühle
erschöpfen den Geist und die
Seele.

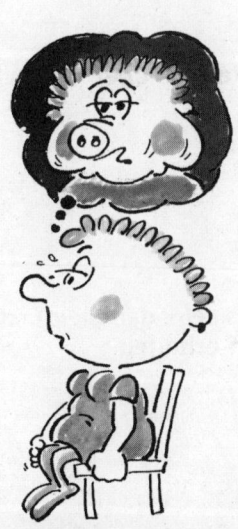

Genau dieses Denken hält uns in dem Zustand, unter dem wir leiden, weil es uns schwächt und hilflos macht.

Wie denken Sie über Ihr Dicksein?

....

....

....

....

....

....

....

....

....

Wie denken Sie über Ihre Erfolgschancen beim Abnehmen?

....

....

....

**Könnte es sein, daß Sie durch negatives Denken Ihr Dicksein
am Leben erhalten?**

....

....

....

Wenn JA, wie (durch welche Sätze etc.)?

....

....

....

....

....

....

....

....

Es ist sehr wichtig, unser Denken zu hinterfragen, um es – wenn nötig – verändern zu können.

Hinterfragen wir nun einmal zusammen das vorher erwähnte ablehnende Beispiel des Verstandes:

Du bist nicht liebenswert, wenn du dick bist!

Viele Dicke denken in dieser Weise über sich und fühlen sich dabei schlecht und minderwertig.

Fühlen Sie, wie deprimierend diese Aussage ist?

Merken Sie auch, daß diese Aussage völlig falsch ist?

Warum sollte jemand nicht liebenswert sein, nur weil er dick ist?

Zu solchen Rückschlüssen kann wirklich nur der Verstand kommen. Das Fatale daran ist folgendes: Wenn sich jemand diese Aussage lange genug vorsagt, wird er sie eines Tages wirklich glauben. Das kann zur Folge haben, daß er mehr und mehr sein Selbstbewußtsein verliert und sich immer mutloser fühlt.

Sie sollten die negativen, schwächenden Gedanken aus Ihrem Denksystem „herausschmeißen" und durch positive, kräftigende Gedanken ersetzen.

Die obige Aussage verändert sich dann in:

Ich bin liebenswert, und ich bin dick!

Spüren Sie die Kraft dieser Aussage?

Genau das ist die Kraft des positiven Denkens! Und diese Art zu denken steht jederzeit jedem Menschen zu Verfügung.

Was ist positives Denken?

Wenn Sie positiv denken, beschäftigt sich Ihr Verstand mit positiven Inhalten und Zielen. Außerdem ist positives Denken ein Lebensstil und eine Technik, um negative Programmierungen zu löschen und positive Ziele zu verwirklichen.

Eine besondere Form des **positiven Denkens** ist die **Affirmation**.

AFFIRMATIONEN sind Aussagen mit bejahenden und bekräftigenden Inhalten, die sich auf eine positive Zukunft – anstatt auf eine negative Gegenwart – konzentrieren.

z.B. Ich bin schlank.

Mein Körper ist schön und schlank.

Indem ich in der Gegenwart die Idee „**Ich bin schlank**" in meinem Geist fest verwurzel, kann sie sich langsam aber sicher in der Realität verwirklichen.

Wie bei allen Erfindungen existiert immer zuerst die Idee und dann folgt die Verwirklichung. Sie belügen sich also nicht, sondern Sie geben Ihrem Verstand die Idee vor, die Sie verwirklichen wollen.

Affirmationen kann man denken, schreiben, sprechen, sich anhören oder auch singen. Wichtig ist dabei, sie regelmäßig anzuwenden. Wenn Sie täglich nur 10 Minuten mit einer Affirmation arbeiten, werden Sie schon bald eine Veränderung bemerken.

Hier ein paar Tips zur erfolgreichen Arbeit mit Affirmationen:

— Arbeiten Sie jeweils nur mit einer Affirmation, die Sie ganz persönlich und gefühlsmäßig anspricht.

— Je kürzer und eindringlicher eine Affirmation formuliert ist, um so wirkungsvoller ist sie.

— Benutzen Sie Affirmationen immer in der Gegenwartsform. Sagen Sie sich: „Ich bin schlank" und *nicht* „Ich werde schlank". Erfahrungsgemäß ist die Gegenwartsform kräftiger und spricht gefühlsmäßig tiefer an.

– Verzichten Sie auf Verneinungen (z.B. „Ich bin *nicht* dick")! Das Unterbewußtsein ist „geneigt", das Wort „nicht" zu überhören. Darüber hinaus wirkt eine Aussage stärkender, wenn sie sich mit dem positiven Zustand, den Sie erreichen wollen, beschäftigt (anstatt mit dem Zustand, an dem Sie leiden).

– Manchmal muß man jedoch das „nicht" verwenden, z.B. „Ich lasse mich nicht mehr zum Essen verführen!" Dann sollten Sie jedoch anschließend das positive Ergebnis dieser Affirmation dranhängen, z.B. „Ich bin jetzt entspannt, wenn ich Essen sehe."

– Eine sehr erfolgreiche Technik ist es, Affirmationen nacheinander in der 1., 2. und 3. Person zu benutzen und jeweils den Vornamen dazuzusetzen: z.B.

Ich, Mara, bin schlank.

Du, Mara, bist schlank.

Mara ist schlank.

– Es kommt oft vor, daß Ihnen Ihr Verstand immer wieder Gegenargumente zu einer Affirmation liefert. Verzweifeln Sie nicht. Helfen Sie sich so:

Nehmen Sie ein Blatt Papier. Schreiben Sie Ihre Affirmation, mit der Sie arbeiten wollen, auf die linke Seite. Auf der rechten Seite notieren Sie Ihre Einwände. Verfahren Sie so lange in dieser Form, bis die Gegenargumente versiegen.

Dieses Vorgehen müssen Sie mehrere Tage wiederholen. Erfahrungsgemäß ist Ihr Unterbewußtsein erst dann bereit, mitzuarbeiten, wenn keine Gegenargumente mehr kommen.

Beispiel:

Meine Affirmation	hindernde Gegenargumente
Ich bin schlank	Das bist du noch lange nicht.
Ich bin schlank	Vielleicht, wenn du dich anstrengst.
Ich bin schlank	Vielleicht in 10 Jahren.
Ich bin schlank	Wenn du willst.
Ich bin schlank	Du willst ja nicht.
Ich bin schlank	Wirklich?
Ich bin schlank	Vielleicht schaffst du es ja.
Ich bin schlank	Stimmt

usw., usw.

Dieser Prozeß ist natürlich stark verkürzt.

Positives Denken sollte für Sie zu einer Leib- und Magenspeise werden. An vielen Stellen des Buches werde ich Sie an diese konstruktive Art des Denkens erinnern.

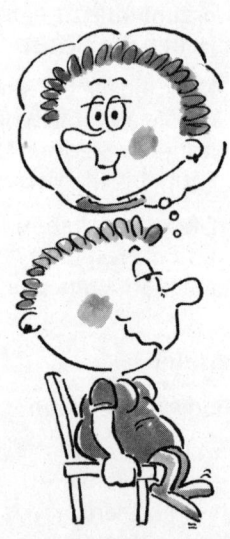

Positive Gedanken und Gefühle
motivieren stärker als negative.

Ich motiviere mich

 Ihr Lernschritt:

In diesem Kapitel werden Sie lernen, sich positiv zu motivieren, um das Ziel Ihrer Reise erfolgreich ansteuern zu können.

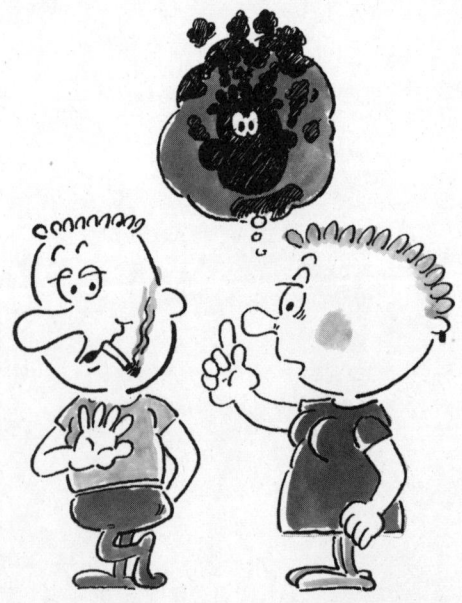

Ich motiviere mich (positiv)

Nachdem Sie so mutig waren, sich einzugestehen, daß Sie dick sind und sich danach diesen Zustand vergeben haben, lernen Sie jetzt, sich positiv zu motivieren.

Was bedeutet MOTIVATION?

Motivation ist die innere Antriebskraft, die wir für bestimmte Vorhaben und Handlungsweisen brauchen, um sie durchführen zu wollen. Vereinfacht gesagt: Sie müssen sich Ihr Ziel vorstellen und daran glauben können, daß Sie es erreichen werden. Je stärker wir uns motivieren können, desto eher werden uns unsere Vorhaben gelingen.

Sich positiv motivieren

Wir stellen uns den „Ausgang" unserer Bemühungen so schmackhaft wie möglich vor, so daß wir alles Menschenmögliche dafür einsetzen wollen und glauben fest daran, daß wir dieses Ziel erreichen werden. In diesem Fall werden wir eine starke Antriebskraft in uns spüren.

Gelingt es uns hingegen nicht, uns eine positive „Aussicht" vom Ausgang unseres Vorhabens vorzustellen, da wir eher resigniert, zweifelnd oder hoffnungslos sind, haben wir nur eine schwache Motivation. Eine schwache Motivation führt selten zum Erfolg.

Sich negativ motivieren

Der Grundgedanke ist hier, daß wir uns von etwas Schlechtem oder Unangenehmen wegbewegen wollen: „Ich will nicht mehr so häßlich aussehen!" oder „Ich schäme mich, so unter Menschen zu gehen!" Da die Richtung fehlt, wohin wir uns bewegen wollen, bringt diese Haltung nur eine schwache Motivation zu Tage, die außerdem nicht lange anhält.

Es gibt allerdings Situationen, in denen negative „Aussichten" in der nahen Zukunft auch motivierend wirken: Nehmen wir einmal an, Sie würden in 3 Monaten sterben müssen, wenn Sie es nicht schaffen, vorher abzunehmen. Sie können sich sicherlich vorstellen, wie stark Sie motiviert wären.

Weniger motivierend ist jedoch bereits eine negative „Aussicht" in der weiteren Zukunft, wie man das bei Rauchern sehen kann. Die „Aussicht" auf Lungenkrebs erschüttert kaum jemanden.

Auch wenn man sich mit einer schlechten „Aussicht" in der Zukunft droht (*„Wenn* du nicht bald schlanker wirst, *dann* wird dich dein Mann verlassen!"*) wird man keine besonders starke Motivation entwickeln, jedoch viel Mutlosigkeit.

Es lohnt sich in jedem Fall zu lernen, sich positiv zu motivieren.

Der Erfolg Ihrer Reise, sei es das Abnehmen oder ein neues Eß-Bewußtsein o.a. wird in starkem Maße davon abhängen, wie kräftig Ihre Motivation ist.

Machen Sie sich nicht schlecht dafür, wenn Sie sich bisher noch nicht positiv motivieren konnten. Die meisten Menschen können es nicht.

Wissen Sie noch, wie Sie sich beim letzten Abnehmversuch motiviert haben?

....

....

....

Welchen Eindruck haben Sie heute bezüglich der Stärke Ihrer damaligen Motivation? War sie ausreichend?

....

....

....

Suchen Sie sich nun von den nachfolgend beschriebenen Möglichkeiten eine heraus, mit der Sie lernen wollen, sich positiv zum Schlankwerden zu motivieren.

Tagträumen	Träumen Sie bewußt von dem Ziel, das Sie erreichen wollen. Malen Sie es sich in allen Einzelheiten – so gut wie möglich – aus.
Geschichten schreiben	Schreiben Sie eine komplette Geschichte, wie Sie Ihr Ziel erreichen werden, wie Sie dann sein und sich fühlen werden. Beschreiben Sie Ihren Erfolg ganz genau.

Rollenspiel	Spielen Sie die Person, die Sie sein werden — so genau wie möglich — allein oder mit anderen. Erfinden Sie auch die Dialoge dieser Person.
Bildnerische Gestaltung	Gestalten Sie, malen Sie oder erstellen Sie eine Collage von der Person, die Sie sein werden. Nehmen Sie die gedachte Umgebung und die jeweiligen Personen mit hinzu.

Jetzt sind Sie an der Reihe: Kreieren Sie für sich selbst eine so schöne „Aussicht" von Ihrem Schlanksein — damit meine ich nicht nur Ihren schlanken Körper, sondern auch Ihre innere Verwandlung, die diesen schlanken Körper hervorruft —, daß Sie nichts mehr abhalten kann, *so* zu werden.

Wie Sie das tun können, beschreibt die nachfolgende Übung.

Geben Sie sich die Chance, hochmotiviert an diesem Buch weiterzuarbeiten.

Ich wünsche Ihnen gutes Gelingen!

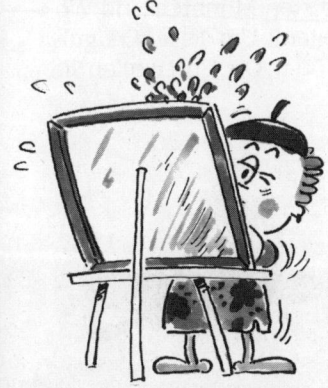

Ich motiviere mich

Vorbereitung: Nehmen Sie sich möglichst einen Abend oder einen Nachmittag Zeit, um mit sich allein zu sein. Machen Sie sich schön, und ziehen Sie sich bequem an. Begeben Sie sich mit Papier und einem Stift an einen Ort in Ihrer Wohnung (oder in die Natur), an dem Sie sich wohlfühlen. Legen Sie Ihre Lieblingsmusik auf, und zünden Sie eine Kerze an (das fördert die Konzentration).

Ihre Aufgabe ist es nun, eine Geschichte zu schreiben. Lassen Sie sich für diese Geschichte viel Zeit, und erlauben Sie sich, mit offenen Augen zu träumen.

Schreiben Sie alles auf, was Sie dabei erleben, fühlen und denken.

Vielleicht haben Sie so etwas noch nie in Ihrem Leben gemacht, so daß Sie Ihr Verstand möglicherweise mit den Argumenten „Das kann ich nicht" oder „Das bringt doch gar nichts" abhalten will. Lassen Sie das nicht zu! Alles Neue verlangt von uns, daß wir die Schwelle des „Fremden" überschreiten (mit oder ohne Angst). Und, wie bei jeder Arbeit, kommt der Spaß beim Tun!

Um Ihnen die Aufgabe zu erleichtern, gebe ich Ihnen nun einen kurzen Leitfaden für Ihre Geschichte. — Natürlich können Sie Ihre Geschichte auch allein nach Ihren Vorstellungen gestalten. Das liegt ganz bei Ihnen.

Stellen Sie sich vor, Sie haben in den letzten Monaten und Wochen viel abgenommen und sind nun schlank. Um dieses Ereignis zu feiern, fahren Sie an einen wunderschönen Ort. Dort wollen Sie einen ganzen Tag verbringen.

Wie sehen Sie aus?

Wie fühlen Sie sich in Ihrem Körper?

Wie bewegen Sie sich?

Was erleben Sie an diesem Ort?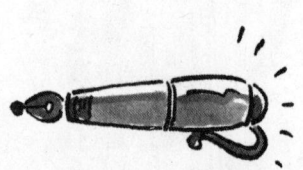

Welchen Menschen begegnen Sie?

Beschreiben Sie alles, was Sie sich „erträumen", so genau wie möglich. Erlauben Sie sich, dabei alles zu fühlen, was in Ihnen aufsteigt. Seien Sie so romantisch oder kitschig, wie es in Ihnen ist. *Es ist ganz Ihre Geschichte!*

Lassen Sie, neben der Freude an Ihren Bildern und Gefühlen, die Kraft in sich aufsteigen, die Ihnen sagt, daß Sie dieses Ziel erreichen können! Zum Erreichen-Wollen ist es dann nur ein kleiner Schritt!

Ich wünsche Ihnen viel Spaß und Phantasie!

Gefühle machen SATTER als jedes
Essen.

Ich erlaube mir (wieder) zu fühlen

 Ihr Lernschritt:

Sie werden lernen, Ihre Gefühle wieder ernstzunehmen und Verständnis dafür entwickeln, wie wichtig Gefühle in Ihrem Leben sind.

Kein äußerer Reichtum kann den
inneren Reichtum aufwiegen.

Ich erlaube mir (wieder) zu fühlen

Alle Gefühle, seien sie von uns negativ oder positiv bewertet, sind Lebensäußerungen und machen unsere Lebendigkeit aus. Wer wenig Gefühl zeigt, wirkt oft unlebendig; ein Mensch hingegen, der viele Gefühle zeigt, wirkt lebendig.

Man sollte annehmen, daß jeder Mensch daran interessiert sein sollte, die ganze Bandbreite seiner Gefühle zu leben und auszudrücken. Es gibt jedoch nur wenige, die ständig im Gefühlsfluß sind.

Wir alle sind als Kind so „trainiert" worden, daß es „gute" Gefühle, d.h. solche, die jeder sehen darf, und daß es „schlechte" Gefühle gibt, d.h. solche, die man entweder nicht zeigen oder überhaupt nicht haben darf. Für viele Menschen ist Neid ein solches „schlechtes" Gefühl.

Jeder hat in seiner Familie ein spezielles „Gefühls-Training" genossen.

Einige haben gelernt: „Fühle nicht!" oder „Zeig deine Gefühle nicht!" Andere wurden zu bestimmten Gefühlen ermutigt, wie z.B. Angst und für andere Gefühle, wie z.B. Wut, bestraft. Sie alle kennen diese unausgesprochenen oder ausgesprochenen Ermahnungen: „Ein nettes Mädchen ist nicht wütend!" oder „Ein Junge weint doch nicht!" Vielleicht haben Sie herausgefunden, daß Ihre Eltern eher in der Lage waren, Gefühle von Schwäche, wie z.B. Hilflosigkeit, zu akzeptieren: Das hat Sie dazu ermuntert, vor allen Dingen „schwache" Gefühle zu zeigen. Vielleicht wurden Ihre Eltern häufig von so heftigen Gefühlen überwältigt, daß Sie Angst vor Gefühlen bekamen und sich eher taub für Gefühle machten. Waren Ihre Eltern häufig krank und hilflos, so versteckten Sie vielleicht Ihre Gefühle, um die Eltern nicht zu belasten.

Diese in der Kindheit gelernten Gefühlsmuster wirken bis in das Erwachsenenalter.

Wie gehen Sie heute mit Ihren Gefühlen um? Welche lassen Sie zu, und welche unterdrücken Sie? Welche Rolle spielt Ihr Verstand dabei?

Ihr Forschergeist ist gefragt!

Welche Gefühle erlauben Sie sich zu fühlen und zu zeigen?

....

....

....

....

....

....

....

Welche Gefühle dürfen Sie fühlen aber nicht zeigen?

....

....

....

....

....

....

....

Welche Gefühle unterdrücken Sie in sich?

....

....

....

....

....

Welche Gefühle nehmen Sie kaum oder gar nicht mehr wahr?

....

....

....

....

....

Welche Gefühle verstecken Sie hinter Verhaltensweisen? (Zeigen Sie sich manchmal hilflos, anstatt Ihre Abneigung zu zeigen? Drücken Sie Arroganz aus, obwohl Sie eigentlich etwas anderes fühlen?)

....

....

....

....

....

....

....

Welche Gefühle schlucken Sie mit Essen, Trinken oder Rauchen hinunter?

....

....

....

....

....

Finden Sie heraus, wie Ihnen Ihr Verstand dabei „behilflich" ist.

Kennen Sie seine Methoden?   **JA/NEIN**

Kennen Sie diese Sätze: „Du wärst ja schön dumm, wenn du Deine Verletztheit zeigen würdest, hast du denn gar keinen Stolz?" oder „Dem zeig ich meine Gefühle nicht, der nutzt sie doch nur aus!" oder „Dem zeig ich mein Interesse nicht, was könnte der von mir denken?"

Mit der folgenden Fragetabelle zu Gefühlen gewinnen Sie Klarheit über die Art Ihrer Gefühle und darüber, wie Sie mit diesen Gefühlen umgehen. Sie werden erkennen, welche Gefühle Sie erleben und ausleben, und welche Sie unterdrücken.

Nehmen Sie sich genug Zeit, und genießen Sie es, mehr über sich zu erfahren.

Vielleicht möchten Sie diese Liste zusammen mit Ihrem Partner/ Ihrer Partnerin oder Ihrer Selbsthilfegruppe durchgehen. Das ist eine prima Idee. Sie können dabei zusammen viel Spaß haben und sich besser verstehen und kennenlernen.

Viel Spaß!

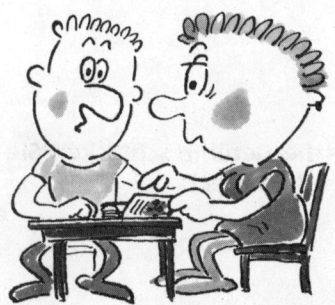

GEFÜHLSLISTE

Gefühle	Wie gehe ich damit um	Was sagt mein Verstand dazu
Traurigkeit		
Angst		
Wut		
Ärger		
Glücklichsein		
Zuversicht		
Optimismus		
Begeisterung		
Interesse		
Lebendigkeit		
Fröhlichkeit		
Liebe		
Sex		
Erotik		
Aufregung		
Geborgenheit		
Lust		
Neid		
Eifersucht		
Depression		
Depremiertheit		
Langeweile		
Ziellosigkeit		
Unsicherheit		
Unzufriedenheit		
Verletztheit		
Hilflosigkeit		
Ohnmacht		
Unzulänglichkeit		
Gier		
Scham		
Beschämtheit		
Schlechtes Gewissen		
Schuldgefühle		
Gekränktsein		

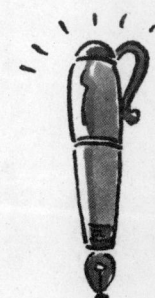

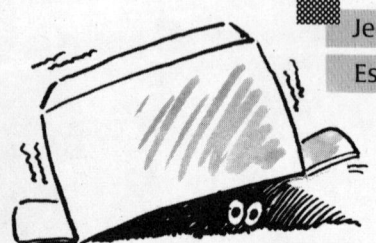

Jede Angst hat eine Botschaft.

Es ist wichtig, sie zu hören!

Interessant, was man da so alles über sich erfahren kann! Ich hoffe, Sie haben durch die Arbeit an der Gefühls-Liste viele neue Entdeckungen gemacht.

Bei meiner Arbeit mit übergewichtigen Menschen und an mir selbst habe ich immer wieder festgestellt, wie wichtig die Auseinandersetzung mit unseren Gefühlen ist. An mir selbst erlebte ich oft einen direkten Zusammenhang zwischen einem Gefühl und dem Drang zu essen: Zum einen aß ich, um ganz bestimmte Gefühle nicht hochkommen zu lassen, zum anderen, um ein Gefühl, wie z.B. Traurigkeit, nicht mehr länger fühlen zu müssen! Und wie oft aß ich, anstatt meine Wut auszudrücken!

Mit dem „Gefühls-Unterdrückungs-Essen" war ich kurzfristig sehr erfolgreich, doch dann traten andere Probleme auf. Hatte ich auf diese Weise meine Gefühle lange genug unterdrückt, machte sich Trostlosigkeit in mir breit – ein anderes Gefühl. Jetzt aß ich aus Verzweiflung über diesen Zustand. Hinzu kam, daß mir immer weniger wirklich schmeckte, mein Drang zu essen aber immer größer wurde. Viele Menschen aus meinen Gruppen kannten diesen Mechanismus aus ihrer Eß-Geschichte.

Freßanfälle sind häufig das Ergebnis solcher Prozesse.

Wichtig ist, daß Sie sich folgendes klarmachen: Wenn Sie nicht aufgrund eines Hungergefühls essen, spüren Sie kein klares Sättigungssgefühl. Außerdem erfahren Sie so wenig Befriedigung durch das Essen, so daß es doppelt schwierig wird, das Essen zu stoppen. Ein nicht endender Teufelskreis beginnt. Wenn Sie mehr Gefühle zulassen, werden Sie weniger essen wollen, auch wenn Sie bei bestimmten Gefühlen nach wie vor den Drang zu essen spüren werden.

Das ist jedoch nicht der einzige Gewinn. Eine ganze Palette von Gewinnen steht für Sie bereit.

Gefühle machen uns reich, lebendig und frei. Wenn Sie sich (wieder) gestatten, mehr zu empfinden, werden Sie sich nicht mehr leer fühlen. Die innere Leere in Ihnen füllt sich, und Sie müssen das Essen nicht mehr in sich hineinstopfen: Gefühle machen satter als jedes Essen!

In dem Maße, wie Sie Ihre Gefühle wieder mehr zulassen, werden Sie sich und Ihre Gefühle besser verstehen. Sie werden dahinterkommen, daß jedes Gefühl seine eigene Botschaft hat. Diese Botschaft werden Sie erst dann verstehen, wenn Sie sich trauen, das entsprechende Gefühl auch zu leben. Zum Beispiel: Wenn ich zulasse, daß ich traurig bin, kann ich herausfinden, was mich traurig gemacht hat. Ein anderer Gewinn ist der, daß Sie ein Gefühl, das Sie wahrnehmen und ausdrücken, auch wieder loslassen können. Sie können sich „ausweinen", sich „ausschimpfen" usw. Unterdrückte Gefühle bleiben jedoch in Ihnen stecken. Das kann zu Depressionen oder Krankheiten führen – oder zu Übergewicht.

Erlauben Sie sich wieder, alle Gefühle zu empfinden und auszudrücken. Entdecken Sie Ihr reiches Innenleben.

Und damit kann ein wunderschöner Kreislauf seinen Anfang nehmen:

Je mehr Sie empfinden, um so mehr werden Sie sich verstehen. Je mehr Sie sich verstehen, um so besser werden Sie sich akzeptieren. Je mehr Sie sich akzeptieren, um so mehr werden Sie sich annehmen und lieben!

Das gleiche gilt auch für das Miteinander mit anderen Menschen:

Je mehr Sie für andere empfinden, um so mehr werden Sie andere verstehen.

Je mehr Sie andere verstehen, um so besser werden Sie sie akzeptieren.

Je mehr Sie andere akzeptieren, um so mehr werden Sie sie annehmen und lieben!

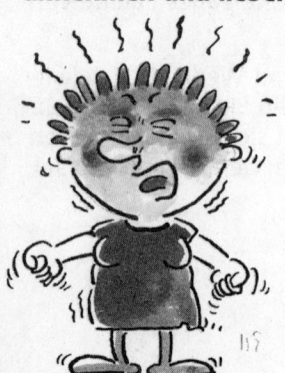

Viel Glück und Mut beim Fühlen und Sich-Ausdrücken!

Ich belohne mich

**Alles, was wir belohnen,
verstärkt sich.**

Ihr Lernschritt:

Hier lernen Sie, wie Sie sich erfolgreich
selber belohnen können, um Ihre Lern-
prozesse zu unterstützen.

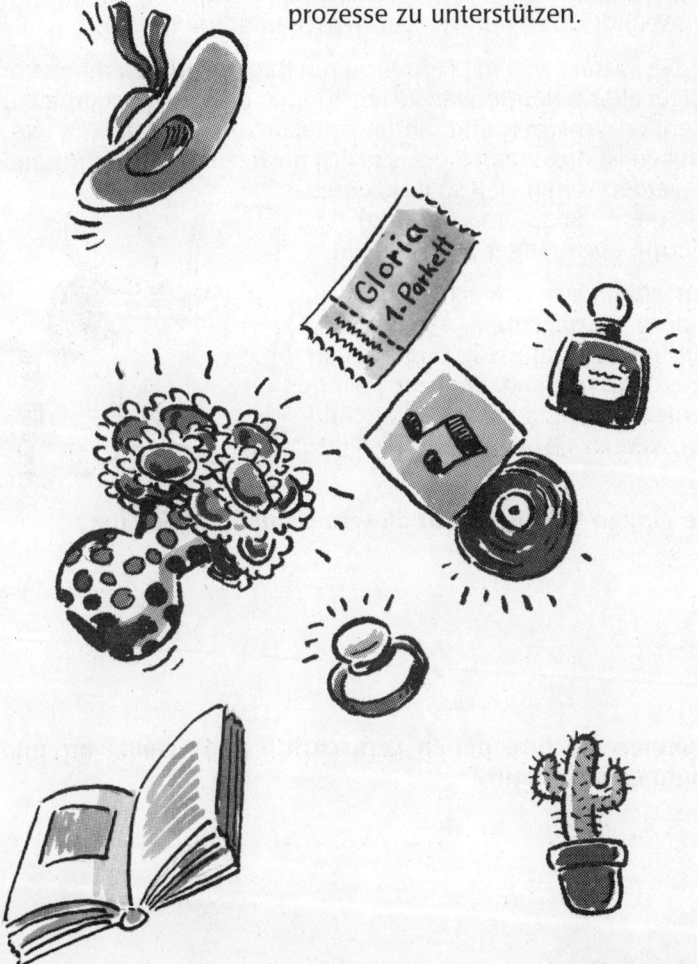

Ich belohne mich

Schon sehr früh als Kind haben wir gelernt, unsere Aufmerksamkeit auf unsere Fehler und Schwächen zu richten. Das, was wir gut konnten und gut machten, war dagegen so selbstverständlich, daß es kaum beachtet wurde. Auch sich selbst zu loben und zu belohnen, hat kaum jemand gelernt.

Als Erwachsene gehen wir meistens immer noch so mit uns um. Kein Wunder, daß nur wenige Menschen gerne lernen!

Da dieses Buch viel mit Lernen zu tun hat, schlage ich Ihnen vor, sich für alles Gelernte, was Sie gut können und gut machen, anzuerkennen, zu loben und hin und wieder zu belohnen. Am wirksamsten ist das, wenn Sie das gleich nach jedem Lernschritt tun. Sie werden sehen, daß so das Lernen viel mehr Spaß macht und das Gelernte auch länger haften bleibt.

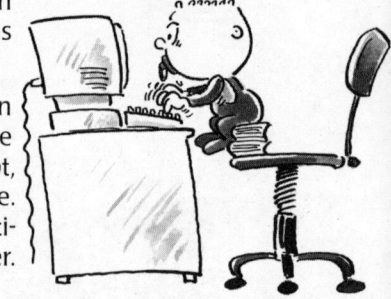

Man kann diesen Mechanismus an Kindern beobachten. Werden sie beim Lernen unterstützt und gelobt, lernen sie spielend und mit Freude. Werden sie hingegen ständig kritisiert, werden sie immer lernunwilliger.

Wie gingen Sie bisher auf diesem Gebiet mit sich um?

....

....

....

Erkennen Sie Ihre neuen Lernschritte und Erfolge an, und belohnen sich dafür?

....

....

....

Kritisieren Sie sich häufig, und „beschimpfen" Sie sich für jeden Fehler?

....

....

Wie gerne lernen Sie?

....

....

Ein schönes Belohnungs-System, das in der Verhaltenstherapie entwickelt wurde, ist das *Token-System* (Token = Gutschein).

Nach jedem neuen Lernschritt, sei es eine Übung, ein neuer Verhaltensschritt, eine neue Einsicht, eine erfolgreiche Selbstkontrolle usw. gibt man sich *sofort* eine Murmel oder einen Spielstein. Nach einer bestimmten Anzahl von Murmeln belohnt man sich möglichst bald mit einer vorher festgelegten Aktivität oder Sache.

Das geht so:

Machen Sie sich eine Liste von Aktivitäten und Dingen, mit denen Sie sich belohnen wollen. Dabei ordnen Sie je nach Wichtigkeit jeder dieser Aktivitäten oder Sachen eine bestimmte Anzahl von Murmeln zu:

z.B. **Ausflug:10 Murmeln**
　　 Kino: 5 Murmeln
　　 Kleid: 7 Murmeln

....

....

....

....

....

....

Durch die sofortige Belohnung mit einer Murmel wird jeder Ihrer neuen Lernschritte positiv unterstützt. Dazu kommt noch die Vorfreude auf die endgültige Belohnung. Eine spätere Belohnung hat weniger Kraft.

Es gibt natürlich noch viele andere Arten, sich zu belohnen. Sollte Ihnen das obige System nicht zusagen, erfinden Sie einfach ein neues. Werden Sie erfinderisch.

Besonders wirksam ist es auch, sich Lob und Anerkennung von anderen Menschen zu holen. Bitten Sie einfach darum.

Wo freudiges Lernen herrscht, gibt es mehr Zufriedenheit und WACHSTUM!

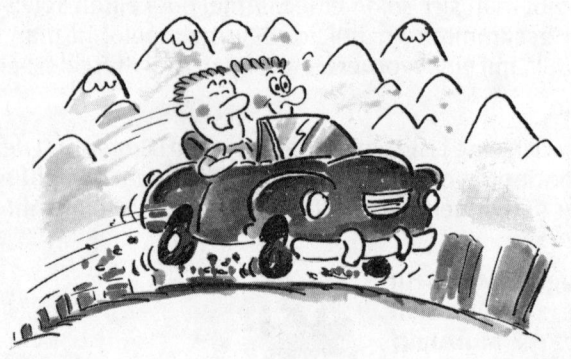

Es ist wichtig, sich das anzu-
gewöhnen, was Erfolg bringt und
sich das abzugewöhnen, was zu
Mißerfolg führt.

Ich verändere mich

Ihr Lernschritt:

Hier können Sie erlernen, wie sie mit
Leichtigkeit ein Verhalten oder
eine Gewohnheit erfolgreich
verändern können.

Wir erfahren NEUES, wenn
wir das ALTE loslassen.

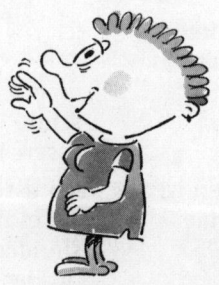

Ich verändere mich

Neue Verhaltensweisen und Gewohnheiten fliegen einem nicht zu. Sie müssen genauso erlernt werden wie die alten.

Nach meiner Erfahrung haben sich folgende Lernschritte bestens bewährt:

Schritte	Beispiel
1. Ich mache mir ein bestimmtes Verhalten oder eine Gewohnheit bewußt.	Ich schlinge stehend das Essen herunter.
2. Ich setze mir ein Ziel.	Ich möchte mir Zeit zum Essen nehmen, ruhig essen und langsam kauen.
3. Ich verändere die Umstände, die Bedingungen oder die Umgebung.	Beim nächsten Essen setze ich mich an einen Tisch.
4. Ich übe das neue Verhalten ein.	Ich setze mich hin und kaue langsam.
5. Ich belohne mich.	Entweder nach dem Murmelprinzip, oder ich schenke mir etwas, ö.ä.
6. Ich treffe mit mir die Vereinbarung, mich die nächsten 4 Wochen nach dem neuen Ziel zu verhalten.	Ich bleibe 4 Wochen dabei, mir Zeit beim Esssen zu nehmen, ich kaue langsam.
7. Ich lege vorher fest, womit ich mich belohne.	Ich gönne mir ein Wochenende in Wien.
8. Nach der vereinbarten Zeit belohne ich mich.	Ich fahre nach Wien.
9. Ich bleibe bei dem neuen Verhalten und gestalte es noch schöner aus.	Ich nehme mir jetzt immer Zeit beim Essen, ich richte mein Essen und den Tisch schön her. Ich kaue mein Essen, bis es Brei ist.
10. Mein neues Verhalten ist Teil meines Lebensstiles geworden.	Ich esse immer in Ruhe und Harmonie. Ganz selbstverständlich kaue ich so lange, bis das Essen zu einem Speisebrei zerkaut ist.

Je konkreter und detaillierter Sie Ihre Ziele formulieren, um so eher werden Sie sie erreichen.

Probieren Sie es einfach mal aus.

Jeder Schritt hat seine Bedeutung, also überspringen Sie keinen!

Und .... verändern Sie immer nur *ein* Verhalten oder *eine* Gewohnheit. Sonst wächst Ihnen schnell alles über den Kopf, und Sie erreichen die Veränderung nicht.

Machen Sie einen Schritt nach dem anderen, und vergessen Sie die Freude dabei nicht!

Zur Verwirklichung eines (zukünftigen) Zustandes gibt es noch eine andere Methode, die auch sehr erfolgreich ist!

Die Schritte:

1. Ich entwickle in mir einen *starken Wunsch*, einen bestimmten Zustand zu erreichen, z.B. ich will schlank sein.

2. Ich entwickle in mir den festen Glauben, daß ich diesen Zustand verwirklichen kann und vertraue auf Gott oder das Universum — oder welchen Namen man auch immer dafür verwenden will —, daß das passieren wird.

3. Ich mache mich bereit, diesen Zustand, zum Beispiel das Schlanksein, anzunehmen und zu behalten, indem ich die Hindernisse in mir wegräume, die mich davon abhalten wollen.

4. Ich bedanke mich und vergesse alles.

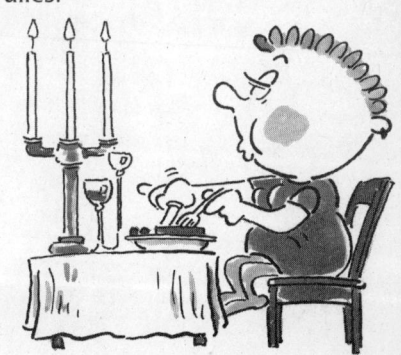

Jeder Lernprozeß braucht natürlich seine Zeit. Dieser Zeitraum ist abhängig von Ihrer Vorstellungskraft, Gefühlsintensität und Ihren (möglichen) Widerständen.

Intensiv betrieben ist dieser Prozeß jedoch sehr wirksam!

Wenn Sie sich schuldig fühlen,

heißt das, daß Sie es wieder

machen werden.[1]

[1]Ron Smothermon in „Drehbuch für die Meisterschaft im Leben"

Ich gebe meine Schuldgefühle auf

Ihr Lernschritt:

In diesem Kapitel können Sie lernen, die Sinnlosigkeit der Selbstbestrafung durch Schuldgefühle, schlechtes Gewissen u.ä. zu erkennen und zu dem zu stehen, was Sie nicht lassen können oder nicht lassen wollen.

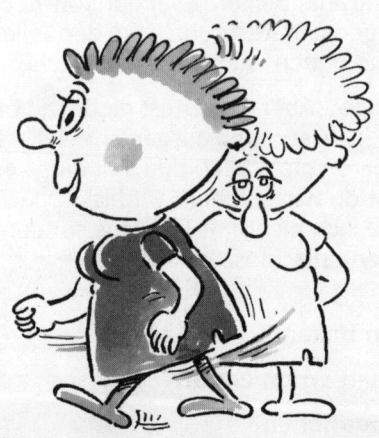

Ich gebe meine Schuldgefühle auf

Wußten Sie, daß Schuldgefühle dick machen?

Wahrscheinlich haben Sie bisher geglaubt, daß Ihre Schuldgefühle Sie vor Zu-viel-Essen schützen werden. Das Gegenteil ist der Fall. Je mehr Schuldgefühle Sie haben, um so eher sind Sie bereit, dem „Berg von Schuld" noch etwas hinzuzufügen. Unsere Schuldgefühle sind praktisch eine Art „Freibrief" dafür, weiterhin etwas zu tun, womit wir „eigentlich" aufhören wollen. Der Welt sagt die Schuld: „Ich will es nicht wieder tun." Dem Verstand sagt die Schuld: „Mach weiter, Du hast Deine Gebühr bezahlt; jetzt kannst Du's wieder machen."[1]

Ein Beispiel:

Sie haben sich fest vorgenommen, am Abend nichts mehr zu essen, weil Sie mittags zuviel gegessen haben und sich seither unwohl fühlen. Sie gehen in die Küche, um sich etwas zum Trinken zu holen. Beim Herausholen des Mineralwassers aus dem Kühlschrank entdecken Sie zwei Stückchen Torte – der Rest vom Sonntag. Sie schließen den Kühlschrank wieder. Die zwei Tortenstückchen gehen Ihnen nicht mehr aus dem Sinn. Sie gehen – magnetisch angezogen von den Tortenstücken – wieder in die Küche. Sie öffnen den Kühlschrank, beißen zweimal von dem einen Tortenstück hastig ab, legen den Rest zurück auf den Teller, schließen den Kühlschrank und gehen wieder aus der Küche.

Jetzt beginnt Ihre innere Anklage: „Aber du hattest dir doch vorgenommen, heute nichts mehr zu essen. Und ausgerechnet diese Torte, von der du weißt, daß sie dir nicht bekommt. Mit dir ist es immer das gleiche! Nie kannst du widerstehen! Du bist einfach haltlos!" Inzwischen fühlen Sie sich nicht nur schuldig, sondern auch ganz schlecht. – Sie laufen entschlossen in die Küche und verschlingen den Rest der Torte.

Kommt Ihnen diese Situation bekannt vor?

Haben Sie ähnliche Situationen schon erlebt?

Wie kommt es zu solchen Situationen?

[1] Ron Smothermon, Meisterschaft im Leben

Der Entschluß, am Abend nichts mehr zu essen, entspricht einem inneren Verbot, das Sie sich selbst „auferlegen". Wenn Sie dieses Verbot durchbrechen, ohne sich die innere Erlaubnis dafür zu geben, begehen Sie in Ihren eigenen Augen ein „Vergehen" (= Sünde). Die Folge: Sie fühlen sich schuldig und schlecht. Das „Sich-schlecht-machen" ist somit die Strafe für Ihr „unerlaubtes" Verhalten.

Da Sie schon mit dem ersten Bissen des Kuchens Ihr eigenes Verbot über den Haufen geworfen haben, gibt es nun für Sie keinen Hinderungsgrund mehr weiterzuessen. Denn mehr als bestrafen geht nicht . . . und außerdem haben Sie sowieso schon gesündigt. Was soll's also . . .

Sie sehen also: Schuldgefühle schützen Sie weder vor dem Essen, noch verhelfen sie Ihnen dazu, sich in Zukunft anders zu verhalten.

Also, geben Sie Ihre Schuldgefühle auf! Sie sind sinnlos und unbrauchbar. Sie schaden Ihnen eher, als daß sie Ihnen nutzen.

Wenn Sie sich das nächste Mal in einer solchen Situation befinden, seien Sie ehrlich mit sich. Gestehen Sie sich ein, daß Sie dem Essen nicht widerstehen können. Das Verbotene lockt zu sehr!

Erlauben Sie sich, das zu essen, was Sie sowieso essen würden — frei von Schuldgefühlen oder anderen schlechten Gefühlen. Dann brauchen Sie nicht heimlich und hastig zu essen, sondern Sie können das Essen voll genießen. Bei dieser Art zu essen werden Sie auch eher spüren, wann Sie genug haben.

Wenn Sie trotzdem zuviel gegessen haben, verzeihen Sie es sich. Und bringen Sie sich so wenig wie möglich in Versuchung, bis Sie gelernt haben, nur noch zu essen, wenn Sie hungrig sind.

Erlauben und verzeihen Sie sich mehr. Dadurch fallen die Schuldgefühle weg und sicherlich auch ein paar Pfunde!

Nur Mut!

Lassen Sie Altes los, damit Neues
passieren kann.

Ich lasse los

 Ihr Lernschritt:

Der letzte Lernschritt der Reisevorbereitungen ist das Loslassen.

Sie werden das Loslassen als eine Fähigkeit entdecken, die Ihnen das Leben erleichtert.

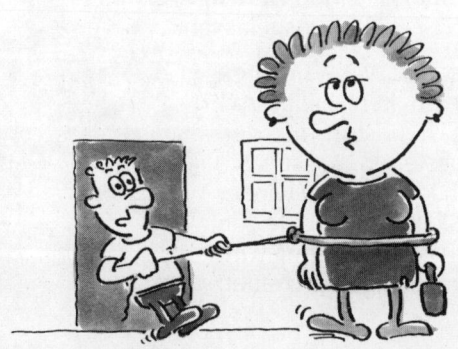

Ich lasse los

Das *Los-Lassen* ist eine der wichtigsten Fähigkeiten im Umgang mit uns selbst und unseren Mitmenschen. Je leichter wir loslassen können, um so einfacher ist unsere Beziehung zu anderen und zu unserem Leben – um so mehr Neues kann passieren.

Im Alltag wird uns diese Fähigkeit ständig abverlangt: Sie müssen Ihren Partner/Ihre Partnerin loslassen können, um Ihrer Arbeit nachzugehen. Sie müssen das Essen loslassen können, um sich nicht zu übderessen. Je heftiger wir an etwas hängen, um so schwerer fällt uns das Loslassen. Sind Sie z.B. gerade sehr verliebt, fällt es Ihnen schwerer, von Ihrem Partner oder Ihrer Partnerin wegzugehen, als wenn sie gerade in einem Konflikt mit ihm/ihr stecken.

Besonders in Konfliktsituationen wird die Fähigkeit des Loslassens gebraucht.

Beispiel:

Ihr Partner hat Ihre Lieblingsvase zerschmissen, und Sie ärgern sich sehr darüber.

Wie können Sie jetzt reagieren?

Sie können den Ärger festhalten:	Sie ärgern sich stumm und fressen das Gefühl in sich hinein, oder Sie schreien oder schimpfen, „behalten" jedoch den Ärger, indem Sie beleidigt bleiben und sich innerlich zurückziehen.
Sie können den Ärger ausdrücken und ihn dann loslassen:	Sie zeigen Ihrem Parner Ihren Ärger und verzeihen ihm anschließend. In Ihnen ist kein Ärger mehr – sie haben ihn losgelassen.

Der Unterschied ist der: Wenn sie Ihren Ärger innerlich festhalten, bleibt zwischen Ihnen ein Zündstoff für den nächsten Streit bestehen. Lassen Sie Ihren Ärger jedoch los, herrscht wieder „frische Luft", und Sie können beide den Vorfall vergessen. Dieser Vorgang wird außerdem Ihr gegenseitiges Vertrauen stärken.

Auch an eigenen Problemen kann man sich festhalten.

Beispiel: Jemand hat das Problem, ständig zu spät zu kommen.

Er kann das Problem festhalten:	Er sagt zu sich: „Ich kann einfach nicht anders" oder: „Warum sind diese Leute nur so kleinlich?"
Er kann das Problem loslassen:	Er akzeptiert, daß sich andere Menschen über sein Zuspätkommen ärgern und merkt, daß er sich dabei auch nicht wohlfühlt. Außerdem entdeckt er, daß er nur bei den Menschen zu spät kommt, über die er sich geärgert hat, oder von denen er enttäuscht ist. Er löst das jeweilige Problem hinter seinem Zuspätkommen (er läßt es los) und kommt nun pünktlich, wo er es so vereinbart hat.

Loslassen hat sehr viel mit *Vergeben* und *Vergessen* und auch mit *Umdenken* und *Umlernen* zu tun.

Auch Ihr *Übergewicht* müssen Sie *loslassen,* um das Schlanksein mit seinen veränderten Haltungen, Einsichten, Verhaltensweisen usw. zu e r r e i c h e n!

Erinnern Sie sich noch an das Kapitel „Ich gestehe mir ein"? Vielleicht verstehen Sie jetzt besser, warum es so wichtig ist, sich das Dicksein, wie es wirklich ist, einzugestehen. Denn man kann nur etwas loslassen, was man auch „hat". Tue ich so, als wäre ich gar nicht wirklich dick, was gäbe es dann schon *loszulassen?*

Der erste Schritt des Loslassens ist also immer das Eingeständnis.

Legen Sie an dieser Stelle kurz das Buch beiseite und fragen Sie sich:

Was habe ich in der letzten Zeit (das können auch Jahre sein) alles festgehalten? Was belastet und bedrückt mich immer noch?

Tragen Sie es anschließend gleich ein, damit Sie später wissen, was es alles noch loszulassen gibt.

....

....

....

....

....

Entdecken Sie in der nächsten Zeit das Loslassen als eine Qualität, die Sie erleichtert und mehr Freude in Ihr Leben bringt.

Und vergessen Sie beim Üben nicht, daß noch nie ein Meister vom Himmel gefallen ist.

Also üben Sie, soviel Sie können LOSZULASSEN, was sie behindert, und was Sie alles dick hält.

Auch in meinem Buch finden Sie viele Anregungen, wie das funktioniert: Loslassen.

Im Anschluß an dieses Kapitel finden Sie eine Übung, die Ihnen zeigt, wie Sie das *Loslassen* üben können. Und sehen Sie das als einen Anfang.

Ich wünsche Ihnen viel Erleichterung.

Ich lasse los

Vorbereitung: Nehmen Sie sich ungefähr eine viertel Stunde Zeit, und gehen Sie in einen Raum, wo Sie ungestört bleiben.

Entspannen Sie sich, indem Sie dreimal tief ein- und ausatmen. Stellen Sie sich dabei das Wort *Ruhe* vor.

Jetzt sagen Sie sich in Ruhe:

„**Ich** .... **lasse ab heute mein Übergewicht los.**
    (Vorname)

Wiederholen Sie diesen Satz langsam, und achten Sie dabei auf Ihre Gefühle. Wenn Sie ein Gefühl ganz deutlich empfinden, z.B. Angst, lassen Sie es zu. Finden Sie heraus, was Ihnen Angst macht. Hören Sie auf die Botschaft. Dann fahren Sie weiter fort mit dem Wiederholen des obigen Satzes. Machen Sie sich nun dabei ein inneres Bild von Ihrem Körper, wie er bei jedem Satz schlanker wird.

Bleiben Sie bei dem Prozeß so lange, wie er Ihnen Spaß macht.

Nachdem Sie diese Übung ein paar Tage lang gemacht haben, sagen Sie sich öfter am Tag für ein bis zwei Minuten:

„**Ich** .... **lasse los.**"
    (Vorname)

Diese Form des Loslassens können Sie auf all das anwenden, was Sie wirklich loslassen wollen:

z.B. „**Ich lasse mein dauerndes Genörgel los.**"
    „**Ich lasse meinen Groll auf Franz los.**" usw.

Diese Übung wird Sie seelisch und körperlich „erleichtern". Probieren Sie es aus.

Erleichtern Sie sich!

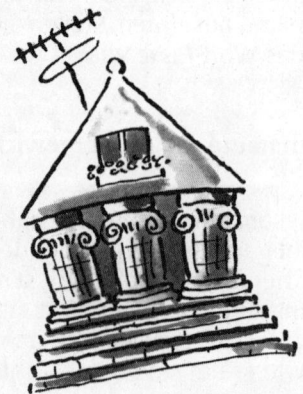

Unser Körper ist der Tempel
unserer Seele, sollten wir ihn
nicht so schön wie möglich
gestalten?

Teil IV
Meine Reise nach Schlank

Meine Reise nach Schlank

Die verschiedenen Stationen:

Die Stationen

Nachdem Sie sich inzwischen gut auf die vor Ihnen liegende *Reise* vorbereitet haben, ist es nun an der Zeit, die *Reiseroute* zu planen.

Die von mir vorgeschlagene *Reiseroute* umfaßt 13 Stationen. Diese Reihenfolge ist jedoch kein „MUSS". Über welchen und mit wievielen Stationen Sie ans Ziel gelangen wollen, liegt ganz bei Ihnen. Es ist auch möglich, nur mit einer Station das Ziel zu erreichen, Voraussetzung ist dann allerdings, daß Sie diese Station besonders gründlich „kennenlernen".

Lesen Sie nun in Ruhe die Beschreibungen der einzelnen Stationen (S.* bis S.*) durch. Merken Sie sich dabei die Stationen, die Sie so ansprechen, daß Sie sie „ansteuern" wollen.

Stellen Sie sich dann *Ihre Reiseroute* so zusammen, wie Sie Ihren Wünschen und Bedürfnissen entspricht. Geben Sie sich aber auch gleichzeitig die innere Erlaubnis, diese Reise-Route jederzeit - falls Sie das brauchen - verändern zu dürfen.

Und dann . . . . starten Sie einfach!

Bei genügender Ausdauer, Freude am Ausprobieren und Sammeln von Erfahrungen wird Sie *jede Reise-Route* ans Ziel bringen.

Die Verantwortung dafür liegt ganz bei Ihnen!

Viel Spaß auf den Wegen nach Schlank!

GUTE REISE!

Indem wir unsere Aufmerk-
samkeit vom Dicksein aufs
Schlanksein lenken, werden wir
SCHLANK.

Ich visualisiere mich schlank

Visualisieren ist eine Technik, bei der Sie mit Hilfe Ihrer Vorstellungskraft Bilder von Zuständen, Ereignissen und Gefühlen erzeugen, deren Existenz in der Zukunft Sie sich wünschen oder sogar herbeisehnen.

Diese Methode haben Sie bewußt oder unbewußt schon oft angewandt. Jetzt können Sie lernen, diese Methode ganz bewußt einzusetzen, um Ihre Ziele zu verwirklichen.

Ihr momentanes Ziel ist es, *schlank* zu sein.

Mit Hilfe der folgenden Visualisierungsübung werden Sie sich Ihren zukünftigen schlanken Körper so klar und deutlich vorstellen, wie es nur geht.

Das führt dazu, daß Sie langsam aber sicher das Körperbild und das Körpergefühl Ihres (zukünftigen) schlanken Körpers entwickeln. Damit erhält das Unterbewußtsein den Befehl, Sie in eine(n) Schlanke(n) zu verwandeln.

Erst wenn Sie es schaffen, sich Ihren Körper schlank vorzustellen, kann er sich in Richtung *schlank* bewegen. Ob Sie sich dabei schlank sehen oder fühlen können, ist egal.

Behalten Sie diese Übung gut im Auge. Machen Sie sie immer wieder – möglichst bis Sie schlank sind – und auch dann noch, wenn Sie sich mal wieder „dick" fühlen.

Genießen Sie die Freude, sich schlank zu fühlen:

SCHON JETZT!

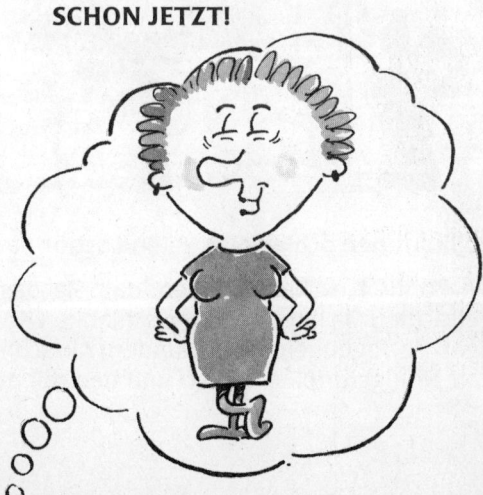

Ich bin schlank

(Diese Übung ist auch Teil des von mir entwickelten Cassettenpro-gramms, das Sie im Anhang beschrieben finden.)

Vorbereitung: Nehmen Sie sich ungefähr eine Stunde Zeit. Begeben Sie sich an einen Platz, an dem Sie ungestört sein können. Setzen oder legen Sie sich bequem hin. – Atmen Sie einige Male kräftig ein und aus, und lassen Sie dabei alle momentanen Spannungen los. Schließen Sie die Augen.

Lassen Sie nun vor Ihrem geistigen Auge einen Film ablaufen:

Sie sitzen mit vielen Menschen in einem gefüllten Theater und warten auf den Beginn einer Veranstaltung, bei der sich Menschen vorstellen, die ihr Leben erfolgreich verändert haben und darüber berichten wollen.

Plötzlich hören Sie den Ansager Ihren Namenn aufrufen – die Kapelle spielt einen Tusch, der Vorhang geht auf.

Und jetzt sehen Sie sich auf der Bühne stehen:

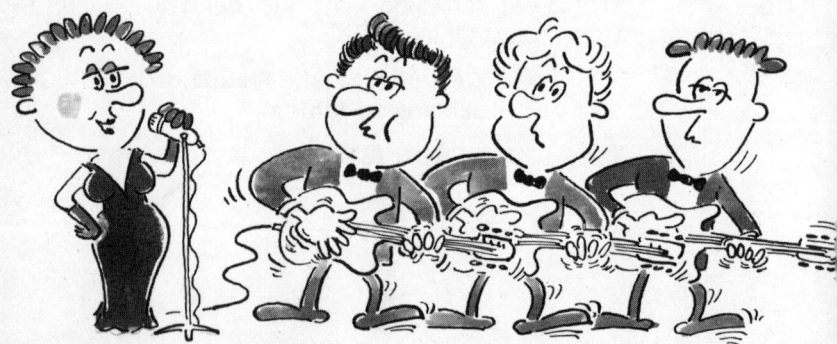

vollkommen schlank, strahlend schön und anziehend.

Sie können es kaum fassen, daß Sie das sind. Aufmerksam betrachten Sie Ihren schönen schlanken Körper und seine anmutigen Bewegungen. Sie bewundern die schmale Taille, die schlanken wohlgeformten Hüften und den dünnen Bauch.

Wenn Sie ein Mann sind, stellen Sie sich vor, daß Ihr Körper schlank, geschmeidig und gut durchtrainiert ist.

Sie können sich gar nicht satt sehen an sich selbst!

Sie gefallen sich total.

Das sind Sie!

Jetzt stellen Sie sich vor, daß Sie mit Ihrer Wahrnehmung in diese Person auf der Bühne schlüpfen . . . . in diesen schlanken Körper. Spüren und fühlen Sie sich in diesem Körper.

Fühlen Sie, wie leicht und beweglich er sich anfühlt. Spüren Sie den Unterschied zu Ihrem jetzigen Körpergefühl, vielleicht kommen Ihnen auch Erinnerungen an frühere Zeiten, als Sie noch schlank waren. Genießen Sie es, sich schlank zu fühlen, und bleiben Sie so lange in dem Gefühl, wie Sie es schaffen.

Sie hören, wie Sie den Zuschauern erzählen, was es Ihnen bedeutet, erfolgreich und glücklich zu sein. So nebenbei berichten Sie, daß Sie es endlich geschafft hätten, abzunehmen. Sie fühlen bei diesen Worten Stolz in sich aufsteigen. Sie haben sich noch nie so selbstbewußt und sicher mit sich gefühlt.

Die Leute klatschen Beifall, und Sie verlassen leichtfüßig die Bühne.

Sie setzen sich wieder an Ihren alten Platz. In diesem Moment sind Sie mit Ihrer Wahrnehmung wieder in Ihrem jetzigen Körper. — Sie spüren ganz deutlich den Unterschied.

Wechseln Sie jetzt zwischen der dicken und der schlanken Person mit Ihrer Wahrnehmung hin und her. Wichtig ist dabei, immer erst dann zu wechseln, wenn sie ein klares Gefühl für den jeweiligen Körper haben.

Das Ergebnis sollte dabei sein, daß Sie Ihren (zukünftigen) schlanken Körper so verinnerlichen, daß Sie dieses Gefühl jederzeit abrufen können.

Diese Übung ist sehr wichtig für Sie; denn durch das Einüben des schlanken Körpergefühls bereiten Sie Ihren zukünftigen schlanken Körper vor. Es liegt also in Ihrer Hand, diesen Prozeß einzuleiten!

Stressen Sie sich nicht, wenn Sie es nicht gleich schaffen, sich diesen schlanken Körper vorzustellen oder in ihn hineinzuschlüpfen. Alles ist nur eine Frage der Übung. Üben Sie so oft Sie Zeit dafür haben.

Genießen Sie Ihre Vorstellung, und freuen Sie sich auf Ihre „schlanke" Zukunft!

Ich spüre mich schlank

Auch Ihre Hände sollten den Unterschied zwischen dick und schlank „begreifen". Das Bewußtsein über Ihre Haut ist genauso wichtig für den Prozeß des *Schlankwerdens* wie das Bewußtsein über Ihre Körperform.

Vielleicht ist Ihnen gar nicht bewußt, wie sich Ihre Haut an den verschiedensten Stellen Ihres Körpers anfühlt — wo sie dick und wo sie dünn ist. Vielleicht haben Sie nicht einmal das Gefühl, eine dicke Haut zu haben. Vielleicht fühlen Sie aber auch Ihre dicke Haut wie einen warmen dicken Mantel, mit dem Sie sich wohlfühlen, und den Sie gar nicht hergeben wollen.

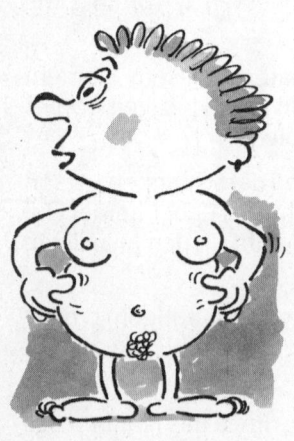

Da Sie auch von Ihrer dicken Haut Abschied nehmen müssen, um schlank zu werden, ist es wichtig zu wissen, von was Sie sich verabschieden.

Im Anschluß an diesen Text finden Sie eine Übung mit vielen Fragen, die es Ihnen ermöglicht, sich intensiv mit Ihrer Haut zu beschäftigen. Sie werden auch Gelegenheit bekommen, mit Ihrem Fett Kontakt aufzunehmen. Sie werden staunen, wieviele Zusammenhänge sich auftun.

Ich wünsche Ihnen viel Freude beim Entdecken!

Ich mache Kontakt mit meiner Haut

Vorbereitung: Nehmen Sie sich eine halbe Stunde bis Stunde Zeit. Ziehen Sie sich an einen ruhigen Ort zurück. Entkleiden Sie sich möglichst ganz, und legen Sie sich hin.

Befühlen Sie nun Ihre Haut am ganzen Körper, lernen Sie sie dabei vollständig kennen. — Streichen Sie dabei über Ihre Haut; drücken Sie mit der ganzen Hand, dann mit ein paar Fingern, leicht auf die Haut; nehmen Sie ein Stück Haut mit ein paar Fingern, und ziehen Sie sie leicht vom Körper weg; nehmen Sie eine ganze Handvoll Haut samt der Fettschicht in die Hand; .... greifen, fühlen und tasten Sie in vielfältigen Formen, die Ihnen sonst noch einfallen.

Stellen Sie dabei auch die Unterschiede an den verschiedensten Stellen des Körpers fest.

Was ist Ihnen alles beim Befühlen und Anfassen Ihrer Haut aufgefallen?

....

....

....

....

....

....

....

....

Welche Stellen Ihrer Haut fassen Sie besonders gerne an?

....

....

....

....

Welche Stellen Ihrer Haut haben eher Unwohlsein in Ihnen ausgelöst?

....

....

Warum war das so?

....

....

Fühlen Sie einen Unterschied zwischen Ihrer dicken und Ihrer dünnen Haut?   Ja/Nein

Wenn ja, wie fühlt sich dieser Unterschied an?

....

....

....

....

Aus welchem Grunde glauben Sie, haben Sie an manchen Stellen eine dicke und an manchen Stellen eine dünne Haut? Sagt Ihnen der Ort Ihrer Fettschicht etwas?

....

....

Wie fühlen sich Ihre dicken Hautpartien an? (z.B. wie ein Panzer, eine Verpackung, oder ....?)

....

....

....

Haben Sie sich vielleicht dem Leben und den Menschen gegenüber eine „dicke Haut" zugelegt?　Ja/nein

Wenn ja, wissen Sie noch, wann das passiert ist?

....

....

....

Wie wirkt sich das heute noch aus?

....

....

....

Können Sie sich vorstellen, am ganzen Körper eine dünne Haut zu haben?　Ja/Nein

Was befürchten Sie, wenn Sie eine dünne Haut haben?

....

....

....

Sollten Sie am ganzen Körper eine dicke Haut haben, dann befühlen Sie die Haut eines Schlanken, der Ihnen nahesteht. Es kann auch die Haut eines Kindes sein. Erspüren Sie dann genau den Unterschied zwischen einer dicken und einer dünnen Haut.

Behalten Sie das Gefühl der dünnen Haut in sich, und stellen Sie sich immer wieder vor, wie Ihr ganzer Körper mit einer solchen Haut bedeckt ist.

Gespräch mit meinem Fett

Vorbereitung: Nehmen Sie sich eine halbe Stunde Zeit, dieses Buch, Papier und einen Stift, und gehen Sie an einen Ort, wo Sie ungestört bleiben können. Setzen Sie sich bequem hin.

Konzentrieren Sie sich nun ganz auf die Fettschicht, die sich an den verschiedenen Stellen um Ihren Körper schmiegt.

Stellen Sie sich vor, daß diese Fettschicht plötzlich reden könnte. Beginnen Sie nun, mit „ihr" einen *Dialog* zu führen.

Vielleicht fangen Sie das Gespräch mit einer Frage an: „Warum bist du bei mir?" oder mit einem Vorwurf: „Du blöde Fettschicht, du ruinierst mein Leben!" Dann beginnt der Dialog, indem die Fettschicht antwortet . . . ., und dann geht es hin und her zwischen Ihnen, bis das Gespräch beendet ist. Führen Sie den Dialog auf jeden Fall so lange, bis Ihnen klar wird, wozu Sie Ihre Fettschicht brauchen. - Lassen Sie sich Zeit, das herauszufinden.

Schreiben Sie am besten den Dialog gleich mit, damit Sie immer wieder lesen und nachvollziehen können, welches Problem zu Ihrem Dicksein beigetragen hat. So wissen Sie, welches Problem noch zu lösen ist, oder welches Problem Sie auf dem Weg zum *Schlanksein* bereits gelöst haben.

Hier ein Beispiel für einen solchen Dialog:

Mara	Fettschicht, warum bist du bei mir?
Fett	Weil du mich brauchst.
Mara	Ich brauche dich doch nicht!
Fett	Was würdest du ohne mich machen?
Mara	Ich wäre glücklicher.
Fett	Bestimmt nicht, denn dann würdest du spüren, wie sehr du dir ein Kind wünschst.
Mara	Ist das wirklich so, will ich ein Kind?
Fett	Wen fragst du das?

Mara	mich gerade
Fett	Schau dich doch einmal im Spiegel an. Mit mir siehst du schwanger aus.
Mara	schaut jetzt in den Spiegel. Stimmt, jetzt merke ich es, mir fällt auch ein, daß ich mir häufig über den Bauch streiche wie bei meiner letzten Schwangerschaft.
	usw. . . . . . usw.

Der Dialog ist hier natürlich nicht zuende.

Im obigen Fall müßte sich Mara anschließend mit der Frage auseinandersetzen, ob sie zu ihrem Kinderwunsch ja sagen kann oder nicht. Wenn ja, dann müßte sie dies mit Ihrem Partner besprechen. Wenn nein, dann sollte sie sich vorläufig von ihrem (bis dahin unbewußten) Kinderwunsch verabschieden, so daß sie schlank werden kann.

In jedem Fall ist es äußerst wichtig, sich mit *dem* Problem auseinanderzusetzen, das die Fettschicht „aufzeigt"! Jeder Mensch hat seinen besonderen Grund zum Festhalten seiner Fettschicht.

Also finden Sie heraus, was Ihnen *Ihre* Fettschicht zu sagen hat!

Nur Mut!

Ich schreibe mich schlank

In diesem Kapitel stelle ich Ihnen eine sehr effektive Methode vor, mit der Sie Ihr Ziel, *schlank zu sein*, schreibend erreichen können.

Es handelt sich um das Schreiben einer sehr effektiven Affirmation, die über Ihr Bewußtsein Ihrem Stoffwechsel die Botschaft gibt, so zu funktionieren, daß er alle überflüssigen Pfunde abbauen kann. Da es sich um eine Affirmation handelt, schlage ich vor, daß Sie das Kapitel „Ich denke positiv" (S.131) noch einmal lesen.

Ich selber habe mit dieser Affirmation lange gearbeitet und habe mich damit so umprogrammiert, daß ich heute nicht mehr zunehme, auch wenn ich einmal mehr esse als gewöhnlich.

Die Technik

Schreiben Sie die folgende Affirmation mindestens 10 Minuten lang *ohne Unterbrechung*; noch besser sind täglich 2 x 10 Minuten − morgens und abends − oder wie Sie Zeit haben. Je mehr Sie schreiben, um so schneller geht die neue Programmierung in Sie ein. Übertreiben Sie jedoch nicht, sonst verlieren Sie schnell den Spaß daran.

> **Die Affirmation:** Ich .... setze alle Stoffe, die ich
> (Vorname).
> meinem Körper zuführe, in mein Ideal-
> gewicht (hier die Bezeichnung eintra-
> gen, die Sie auf S. 25 gewählt haben)
> von ..... kg um, egal ob ich mich
> anstrenge oder nicht.

Wichtig ist, die Affirmation immer vollständig zu wiederholen und nichts abzukürzen.

Natürlich können Sie auch mit anderen Affirmationen arbeiten. Dabei müssen Sie für sich herausfinden, welche Affirmation die größte Wirkung auf Sie hat.

Das können sowohl Affirmationen über Ihren Körper, das Essen oder auch das Abnehmen sein.

Zum Beispiel   Das Abnehmen fällt mir leicht.

Alles, was ich esse, verwandelt sich in Schlankheit und Schönheit.

Ich kann bestimmen, wann ich etwas essen will und wann nicht.

Ich lasse mein Gewichtsproblem los.

usw., usw.

Gehen Sie mit der von Ihnen gewählten Affirmation dann auch so um, wie ich es vorher beschrieben habe.

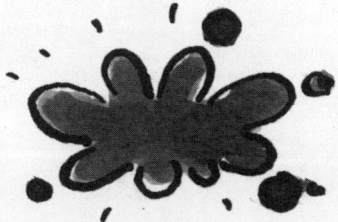

Achten Sie auf den Zeitpunkt, an dem Ihnen die jeweilige Affirmation nicht mehr zusagt. Hören Sie dann einfach auf mit dieser Affirmation, und wählen Sie sich eine neue.

Manchmal wird es Ihnen mühsam erscheinen, immer die gleichen Sätze schreiben zu „müssen", aber geben Sie nicht auf! Es ist eine ausgezeichnete Methode: Jeder Griff zum Stift bringt Sie Ihrem Ziel —dem *Schlanksein* — ein Stückchen näher!

Ich wünsche Ihnen viel Ausdauer!

Schau nie in die Richtung, in die du nicht gehen willst!

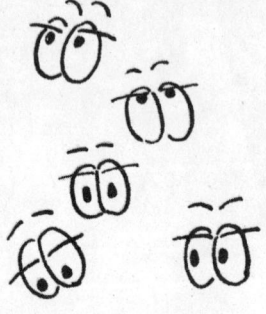

Ich sehe mich schlank

In diesem Kapitel biete ich Ihnen mehrere Wege an, wie Sie Ihre Aufmerksamkeit, die Sie bisher auf „dick" gerichtet haben, auf „schlank" umlenken können: ein wichtiger Vorgang, da meistens der Zustand erhalten bleibt, auf den unsere Aufmerksamkeit gerichtet ist.

Und indem Sie Ihre Aufmerksamkeit dem „negativen" Zustand des *Dickseins* entziehen, wird es Ihnen möglich,

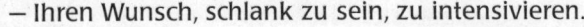

- Ihren Wunsch, schlank zu sein, zu intensivieren.

- der Idee, schlank zu sein, immer neue Aspekte hinzuzufügen.

- ein immer stabileres inneres Bild vom Schlanksein zu entwik-keln.

- Ihre Widerstände, die Sie noch gegen das Schlanksein haben, in Erfahrung zu bringen, zu bearbeiten und loszulassen.

Dies sind wichtige und notwendige Schritte auf dem Weg zum
dauerhaften Schlanksein!

Lesen Sie sich zunächst in Ruhe alle Möglichkeiten des Sich-*Schlank*-Sehens durch. Entscheiden Sie erst dann, welche der Angebote Sie annehmen wollen.

Selbst wenn Sie sich nur eine Übung heraussuchen und sie konsequent, d.h. täglich, anwenden, haben Sie den gleichen Erfolg.

Viel Spaß beim „schlanken" Sehen!

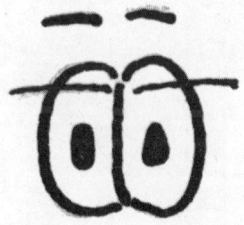

194

Übungen

Sich-schlank-Sehen

1. Schauen Sie ab sofort für eine Zeitlang nur noch schlanke Menschen an. Suchen Sie die Schlanken an unterschiedlichen Orten auf: im Schwimmbad, in der Sauna, im Park, im Café oder in der Disco oder . . . .

Betrachten Sie diese schlanken Menschen ganz aufmerksam: ihre Bewegungen, ihren Ausdruck und Ihre Kleidung. Unterlassen Sie jedoch den Vergleich mit sich selbst!

Lassen Sie Ihre Augen sich richtig satt sehen an schlanken Körpern.

Achten Sie dann darauf, welche Gedanken und Gefühle die Betrachtung schlanker Menschen in Ihnen auslöst. Schreiben Sie, wenn möglich, alles gleich hier auf:

Gefühle	Gedanken
z.B. Neid	„So kann man nur aussehen, wenn man es leicht im Leben hat."
z.B. Ablehnung	„So arrogant will ich nicht sein!"

Solche und ähnliche Gedanken sind ein Hindernis auf dem Weg zum Schlankwerden. Man darf sie allerdings nicht einfach ignorieren. – Falls Sie es im Moment gerade schwer in Ihrem Leben haben, könnten Sie auf die Idee kommen: „Ich habe es schwer im Leben, darum kann ich nicht schlank werden", oder „Ich will lieber dick bleiben, sonst werde ich so arrogant."

Unser Verstand neigt dazu, momentane Sichtweisen über Menschen und das Leben zu verallgemeinern. Dieser Vorgang geht so schnell, daß wir ihn kaum wahrnehmen. – Wenn Sie die vorherigen Aussagen geschrieben vor sich sehen, wissen Sie natürlich, daß es auch schlanke Menschen gibt, die Sorgen haben, und daß es Dicke gibt, die arrogant sind.

Schreiben Sie deshalb Ihre Gedanken und Gefühle über schlanke Menschen auf, damit sie Ihnen wirklich bewußt werden. Nur so können Sie sie korrigieren und mit Hilfe von Affirmationen auflösen. (Wenn Sie das Kapitel „Ich denke positiv", S. 131 noch nicht gelesen haben, dann sollten Sie es jetzt tun.)

Folgende Affirmationen wären für obige Aussagen angebracht:

Ich kann schlank sein, auch wenn mein Leben gerade schwer ist,

oder

Ich kann schlank sein, ohne arrogant zu sein.

Jedes andere „gedankliche" Hindernis bedarf natürlich einer anderen Auflösung.

Verwandeln Sie alle Gedanken, die Sie dick „halten" wollen, in Gedanken, die Sie schlank machen!

Wenn Sie das tun, sind Sie schon wieder einen Schritt weiter!

Bravo!

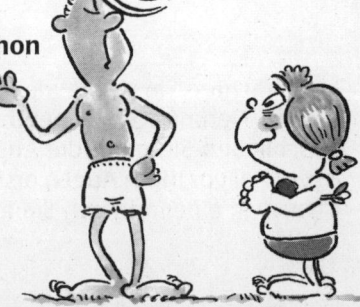

2. Schauen Sie sich so oft wie möglich schlanke Menschen in Illustrierten, auf Plakaten, in Filmen und Büchern oder auf Fotos an. Achten Sie auf Ihre Gefühle und Gedanken. Schreiben Sie diese – wie vorher – auf. Bearbeiten Sie daran anschließend die Aussagen Ihres Verstandes (so wie in Punkt 1, S. 194 beschrieben).

Gefühle   **Gedanken**

....

....

....

....

....

....

....

....

....

....

....

....

....

....

3. Betrachten Sie so oft wie möglich Fotos aus Ihrer „schlanken Zeit". Nehmen Sie dabei Ihr schlankes Bild ganz in sich auf. Schließen Sie dann die Augen, und lassen Sie das Bild noch einmal vor Ihren Augen erscheinen. Sie können sich natürlich auch in einer anderen Situation sehen, z.B. wie Sie gerade auf

Ihrer Waage stehen. Sie schauen auf die Waage und sie zeigt Ihr.....Gewicht (wie auf S. 25 einsetzen) an. Erst dann schauen Sie auf Ihren schlanken Körper. Üben Sie das so oft wie möglich.

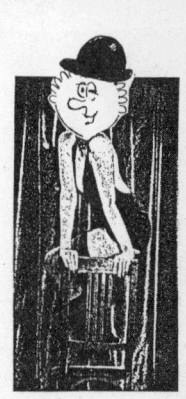

4. Kleben Sie eine Collage von sich. Schneiden Sie aus einer Illustrierten einen schlanken Körper aus, der Ihnen gut gefällt, und setzen Sie Ihren Kopf darauf. Dazu brauchen Sie ein Foto von sich, das in der Größe paßt. Achten Sie darauf, daß Sie das so geschickt machen, daß die fertige Collage Ihnen wirklich sehr ähnlich sieht. Betrachten Sie diese Collage so oft es geht. Gehen Sie dabei so vor wie in Übung 3.

5. Suchen Sie mehrere Fotos von sich aus Ihrer „schlanken Zeit" heraus. Wenn Sie nur ein Foto finden, lassen Sie es vervielfältigen. Hängen Sie diese Fotos an wichtigen Orten in Ihrer Wohnung auf: am Spiegel, an der Eingangstür, über Ihrem Bett, in der Küche, im Gang...., so daß Sie sich ständig schlank sehen „müssen". Der Effekt ist am größten, wenn es Vergrößerungen sind.

6. Fotokopieren Sie mehrere Male ein vergrößertes aktuelles Ganzfoto von sich. Schneiden Sie sich dann Ihren Körper genüßlich so zurecht, wie er Ihnen gut gefällt. Wenn Sie sich nicht „schneiden" mögen, können Sie auch mit Tipp-Ex flüssig Ihre Konturen verändern. Mir hat diese Methode viel Spaß gemacht und mich motiviert, wirklich so aussehen zu wollen.

7. Hängen Sie ein großes Plakat mit der Aufschrift

Ich bin schlank

oder

Ich bin die vollkommene Schlankheit.

an einem wichtigen Ort in Ihrer Wohnung auf, an dem Sie oft vorbeikommen.

Schauen Sie so oft wie möglich auf dieses Plakat, und freuen Sie sich, daß Sie auf dem Weg dorthin sind.

Viel Spaß und guten Erfolg beim SICH-SCHLANK-SEHEN!

Übergewicht ist viel häufiger das
Ergebnis von zu wenig Bewegung
als von zu vielem Essen.

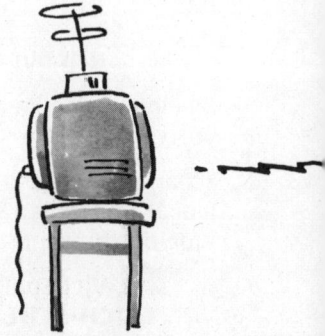

Ich bewege mich schlank

Bewegung – das ist für die meisten Übergewichtigen ein heikles Thema.

Da das Dicksein jedoch meistens mit Bewegungsfaulheit einhergeht, ist es wichtig, daß Sie wieder „in Bewegung kommen".....
innerlich und äußerlich.

Sie wissen natürlich, daß es gut für Sie wäre, sich mehr zu bewegen, aber.... Finden Sie auch jeden Tag einen anderen Vorwand, warum Sie gerade heute keine Zeit haben spazierenzugehen (oder einer anderen körperlichen Betätigung nachzugehen)? Vielleicht merken Sie schon kaum noch, wie wenig Sie sich körperlich bewegen.

So ging es mir auch. Der Prozeß hatte schleichend angefangen. Ich bewegte mich immer weniger. Nach ein paar Jahren nahm ich meine Bewegungsarmut gar nicht mehr wahr. Ich hatte jedoch inzwischen gelernt, andere für mich in Bewegung zu bringen. Selbst die kleinsten Wege machte ich nicht mehr selber.

Mit der Unterstützung meiner Freunde und mit vielen Tricks und Belohnungen gelang es mir nach einigen Monaten, meiner Bewegungslosigkeit zu „entkommen". Es war zum Teil harte Arbeit, aber es hat sich wirklich gelohnt!

> ▓ **Auf jeden Fall müssen Sie, um schlank zu werden, wieder „auf die Beine kommen", egal wie!**

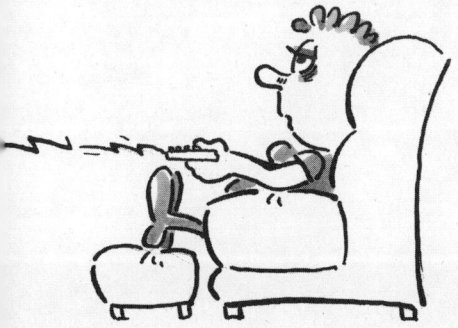

Bewegungslosigkeit steigert den APPETIT.

WARUM MEHR KÖRPERLICHE AKTIVITÄT?

Wer sich wenig bewegt, verbraucht wenig Sauerstoff. Wer wenig Sauerstoff verbraucht, kann wenig Kalorien, die in Form von Körperfett gespeichert werden, abbauen. So wie ein Lagerfeuer Sauerstoff zum Brennen braucht, benötigt der Körper Sauerstoff, um Körperfett zu verbrennen. Bei einem halbstündigen Dauerlauf verbrauchen Sie zum Beispiel genau soviel Sauerstoff wie während eines ganzen Arbeitstages.

Bewegung erhöht den Herzschlag, der Kreislauf wird angeregt, die Durchblutung verstärkt. Dadurch kann der Körper die überflüssigen Schlacken und unnötiges Fettgewebe abtransportieren. Das Fettgewebe wird dann durch Muskelgewebe ersetzt. Durch Verlust des Fettgewebes wirkt man auch ohne Gewichtsabnahme schnell schlanker, die Haut sieht insgesamt straffer aus.

Ein erhöhter Anteil von Muskelgewebe zwingt den Körper zu höherem Energieverbrauch (Fettgewebe verbraucht gar keine Energie!). Das führt dazu, daß Sie bei quantitativ gleicher Nahrungszufuhr abnehmen. – Eine englische Studie weist nach, daß Frauen, die täglich einen halbstündigen schnellen Spaziergang machten, innerhalb eines Jahres im Durchschnitt 22 Pfund abnahmen – ohne zusätzliche Diät.

Darüber hinaus entwickelt der Körper mehr Kraft und Ausdauer, was sich auf alle Bereiche des Lebens auswirkt. Durch die gesteigerte Mobilität des Körpers werden Sie auch seelisch und geistig beweglicher. Sie haben mehr Energie und begegnen dem Leben optimistischer und fröhlicher. Ihre Depressionen verschwinden einfach.

Sie werden rundum aktiver!

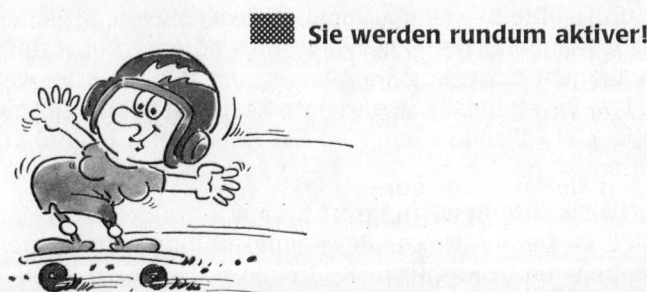

MEHR SELBSTBEWUSSTSEIN DURCH MEHR BEWEGUNG

Das Durchhalten eines regelmäßigen Körpertrainings hat eine starke Wirkung auf Ihre Selbstachtung. Sie spüren, daß Sie in der Lage sind, etwas für Sie Wichtiges durchzuhalten und selbst Ihr Wohlbefinden zu steigern. Diese neu gewonnene Selbstsicherheit wirkt sich natürlich auf alle anderen Lebensbereiche auch aus.

Klingt das nicht verlockend?

So sollten noch wissen, daß wir nach intensiver Bewegung nicht mehr, sondern *weniger Hunger* haben. Nach viel Bewegung verlangt der Körper nach Flüssigkeit, selten nach fester Nahrung. Sie können das leicht überprüfen. Gehen Sie vor der nächsten Mahlzeit zehn Minuten lang schnell spazieren. Achten Sie auf Ihren Hunger vorher und nachher. Sie werden verblüfft sein!

Wie können Sie sich wieder zu regelmäßiger körperlicher Bewegung bringen, wenn Sie gar keinen inneren Wunsch mehr danach spüren .... eher Abneigung? Wie den inneren „Schweinehund" überwinden?

1. **Entdecken Sie Ihre Bewegungsimpulse wieder**
   Achten Sie in der nächsten Zeit bewußt darauf, wann Sie einen Impuls spüren, sich bewegen zu wollen: sei es aufzustehen und herumzulaufen, sich im Stuhl zu strecken, zu springen, zu tanzen, spazierenzugehen, zu rennen, zu hüpfen, usw. Geben Sie diesem Impuls das nächste Mal *sofort* nach, und bewegen Sie sich so, wie Sie es gerade wollen. Verschieben Sie es auf keinen Fall auf später. Daraus wird dann bestimmt wieder nichts! Sobald Sie Ihre Bewegungsimpulse wieder spüren, beginnen Sie zu der natürlichen Bewegung Ihres Körpers zurückzufinden. Je mehr Bewegung Sie zulassen, um so natürlicher werden Ihre Bewegungen. Daraus entwickelt sich mit der Zeit ein richtiger Bewegungsdrang, den Sie nicht mehr „überhören" können.

2. **Finden Sie Ihre Bewegungsart heraus**
   Finden Sie heraus, welche Bewegungsart Ihnen am meisten Spaß bereiten würde: schnelles Gehen, Schwimmen, Radfahren, Tanzen usw. Natürlich können Sie zwischen den einzelnen Bewegungsarten immer wieder wechseln. Ich habe jedoch die Erfahrung gemacht, daß es einem leichter fällt

dabeizubleiben, wenn man längere Zeit bei einer Bewegungs-
form bleibt. Mit der Zeit können Sie dann von der sich einstel-
lenden Routine profitieren.

3. **Entscheiden Sie sich**
Entscheiden Sie sich, die gewählte Bewegungsart ab sofort
jeden Tag eine halbe Stunde lang durchzuführen, egal, was Sie
an diesem Tag vorhaben. Lassen Sie keine Ausrede gelten.

Kontinuität ist hierbei das Zauberwort. Wenn Sie täglich eine
halbe Stunde lang z.B. schnell gehen, wird es für Sie mit der Zeit
immer leichter sein, Ihren Widerstand (falls Sie überhaupt
einen haben) zu überwinden. Nach vier Wochen werden Sie
sogar die Bewegung vermissen, wenn Sie an einem Tag wirklich einmal aussetzen müssen.

4. **Fangen Sie langsam an**
Beginnen Sie mit dem Tempo, das im Moment für Sie richtig ist.
Steigern Sie langsam die Geschwindigkeit und ebenso lang-
sam die Strecke. Laufen, schwimmen oder fahren Sie auf dem
Fahrrad nach jeder Woche ein paar Meter weiter als Sie Lust
haben.

5. **Bewegen Sie sich trotzdem**
Nehmen Sie Ihre Ausreden und Gründe, warum Sie gerade
heute Ihr körperliches Training nicht machen können, nicht
ernst. Vielleicht müssen Sie einen anderen Zeitpunkt wählen;
aber tun Sie es trotzdem — heute!

Wenn Ihre eigenen Ausreden Sie nicht mehr stoppen können,
haben Sie gewonnen!

6. **Unterstützen Sie sich**
Überprüfen Sie genau, ob Sie von Freunden oder Bekannten
Unterstützung brauchen. Vielleicht fällt es Ihnen zunächst
leichter, sich mit anderen zusammen zu bewegen. Vielleicht
brauchen Sie das Angebot einer Institution: Volkshochschule,
Sportverein, Lauftreffs usw. Holen Sie sich jede mögliche Unterstützung.

7. **Loben und belohnen Sie sich**
Denken Sie sich für jeden Tag oder für den Zeitraum von zwei
bis drei Tagen eine Belohnung aus. Loben Sie sich immer wieder aufs Neue. Holen Sie sich auch Lob von anderen.

Für ganz Bewegungsfaule:

Beginnen Sie Ihre sportlichen Aktivitäten in einem bequemen Sessel. Setzen Sie sich gelassen hin, und machen Sie es sich gemütlich. Schließen Sie die Augen.

Spüren Sie nach, welche Bewegungsart Ihrem Körper gefallen würde. Probieren Sie kurz in der Phantasie die verschiedenen Bewegungsarten aus, und entscheiden Sie sich dann für eine.

Ziehen Sie sich jetzt (in Ihrer Phantasie) die entsprechende Kleidung an und finden Sie den Ort heraus, an dem Sie sich wohlfühlen und bewegen wollen. Gehen Sie an diesen Ort.

Sehen Sie sich jetzt entweder laufen, schwimmen, radfahren oder was Sie sich sonst ausgesucht haben. Fühlen Sie die Freude an der Bewegung und wie leicht Sie sich bewegen. Sie spüren keine Ermüdung, so daß Sie eine weite Strecke zurücklegen können.

Hören Sie auf, wenn es Ihnen keinen Spaß mehr macht. Beschließen Sie die Phantasie, indem Sie sich duschen, baden oder ausruhen sehen.

Jedesmal, wenn Sie sich diese Vorstellung machen, wird sie für Sie ein Stück realer. Bis Sie sich nicht mehr im Sesssel halten können und anfangen wollen, Ihre Phantasie in die Realität umzusetzen. Mit diesem Anfang ist der halbe Weg getan.

Sollten Sie wirklich in der Realität nicht in Bewegung kommen wollen, rate ich Ihnen dringend, wenigstens dieses Phantasie-Training regelmäßig zu machen.

Forschungen haben ergeben, daß die in der Phantasie durchlebten Aktivitäten den gleichen Effekt auf den Körper haben, wie die reale Aktivität.

Meine Erfahrung

Für mich ist schnelles Gehen die einfachste und am leichtesten durchzuhaltende Aktivität. Ich brauche weder besondere Kleidung noch einen bestimmten Ort. Auch den Zeitpunkt kann ich nach meinen Bedürfnissen wählen.

Als ich damit anfing, waren meine Widerstände weg.

Wenn Sie auch für sich das schnelle Gehen wählen, ist folgendes wichtig:

Gehen Sie in raschem Tempo, ohne Unterbrechung, mindestens 20 Minuten.

Heute noch sehe ich für mich die Gefahr, in die alte Bewegungs-faulheit zurückzufallen. Wenn ich es merke, daß ich mich wieder weniger bewege, hüpfe ich jede volle Stunde fünfzig Mal. Das wirkt Wunder! Nach einem Tag bin ich wieder voll in Bewegung und kann meine alte Routine des Schnellgehens wieder aufneh-men.

**Ich wünsche Ihnen
viel Mut und Ausdauer!**

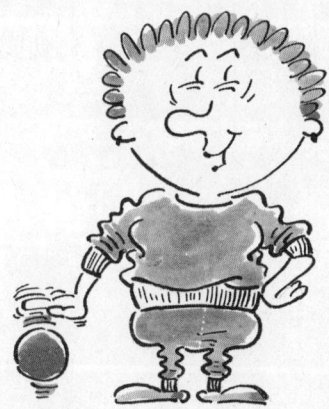

Mit einem schlanken
Körpergefühl erschaffe ich mir
einen neuen schlanken Körper.

Ich (er-)fühle mich schlank

Sie werden vielleicht denken: Ich muß doch erst schlank sein, um mich schlank zu fühlen! In der Praxis ist es aber genau umgekehrt. Sich schlank zu fühlen, ist eine wichtige Voraussetzung, um das Ergebnis *schlank* bald eintreten zu lassen. Je eher Sie sich das Körpergefühl eines Schlanken aneignen, und das, obwohl Sie noch nicht schlank sind, um so schneller werden Sie abnehmen.

Auch zum *Schlank-Bleiben* brauchen Sie das entsprechende „schlanke Körpergefühl"; denn sonst besteht die Gefahr, daß Sie bald wieder dick werden. — Wir sind immer so dick oder so schlank, wie wir unseren Körper erfühlen können.

Ich habe Ihnen nachfolgend ein paar Übungen zusammengestellt, mit deren Hilfe Sie lernen können, sich schlank zu fühlen.

Zu allen Übungen ist folgendes zu sagen: Vielleicht gelingen sie Ihnen auf Anhieb, und Sie können sich alles vorstellen und erfühlen, was ich Ihnen vorschlage. Um so besser! Sollten Sie jedoch nicht sofort die nötigen Gefühle und Vorstellungen entstehen lassen können, seien Sie nicht frustriert. Wiederholen Sie die einzelnen Übungen oder die Übung, die Sie am meisten anspricht, so lange, bis Sie sich schlank fühlen. Auch die Vorstellungskraft will geübt werden.

■■■ **Das einzig Wichtige**
für Ihren Übungserfolg ist dieses:
Nicht aufgeben!

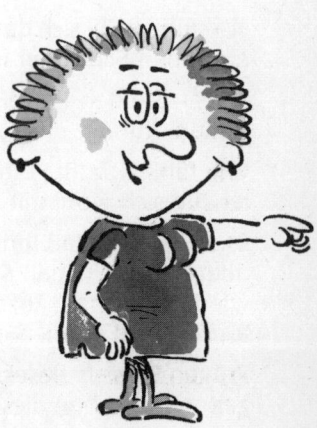

Ein schlankes Körpergefühl entwickeln

Vorbereitung: Suchen Sie sich einen Ort, an dem Sie nicht gestört werden, und legen Sie sich auf den Rücken. Atmen Sie eine Zeitlang langsam und tief, und lassen Sie dabei Stück für Stück Ihre Spannungen los.

Konzentrieren Sie sich jetzt ganz auf Ihren dicken Körper. Wie fühlt er sich an? Spüren Sie nach, ob Sie den gesamten Körper und seine Konturen erfühlen können.

Stellen Sie sich nun vor, daß Ihr Körper, ähnlich wie eine Zwiebel, aus verschiedenen Schichten besteht.

Sie haben nun die Möglichkeit, gedanklich so viele Schichten von sich abzulösen, bis Sie sich so schlank fühlen, wie es Ihren Wunschvorstellungen entspricht!

Beginnen Sie jetzt mit der ersten Schicht. Spüren Sie nach, wie es Ihnen am besten gelingt. Nehmen Sie, wenn nötig, Ihre Hände oder Ihren Atem zu Hilfe (Stellen Sie sich z.B. vor, daß sich beim Ausatmen immer eine Schicht löst). Vielleicht müssen Sie auch in Ihrer Vorstellung eine andere Person um Hilfe bitten, Schicht für Schicht (wie bei einem Strudelteig) von Ihnen abzulösen. Finden Sie Ihren Weg heraus.

Und so fällt eine Schicht nach der anderen von Ihnen ab.

Wie fühlen Sie sich dabei? Spüren Sie, was durch das Ablösen der einzelnen Schichten mit Ihnen passiert.

Setzen Sie den Prozeß des „Ablösens" so lange fort, bis Sie sich schlank fühlen.

Wie fühlt sich Ihr gerade erschaffener schlanker Körper an? Fühlen Sie sich wohl mit „ihm"?

Es kann sein, daß Ihnen dieses Körpergefühl fremd ist; es kann aber auch sein, daß Sie es aus Ihrer „schlanken Vergangenheit" wiedererkennen. Auf jeden Fall wissen Sie jetzt, wie sich schlank anfühlt und kennen damit genauer Ihr Ziel.

Prägen Sie sich dieses Gefühl ganz genau ein, so daß Sie es jederzeit – auch ohne diese Übung – abrufen können.

Genießen Sie es, sich schlank zu fühlen!

Übung 2

Ein schlankes Körpergefühl entwickeln

Vorbereitung: Suchen Sie sich einen ungestörten Ort. Stellen Sie sich hin. Atmen Sie einige male tief ein und aus, und lassen Sie dabei Ihre momentane Anspannung los.

Fühlen Sie sich nun in Ihren momentanen dicken Körper ein. Was fühlen Sie? Können Sie ihren Körper samt seinen Konturen ganz erfühlen? Seien Sie möglichst umfassend und gründlich in Ihrem Nachspüren.

Stellen Sie sich jetzt – Ihnen genau gegenüberstehend – Ihren (zukünftigen) schlanken Körper vor. Wenn Ihnen noch nicht klar ist, wie er aussehen soll, dann erschaffen Sie ihn jetzt!

Wie sieht er aus? Lassen Sie sich möglichst tief von ihm ansprechen. Erfreuen Sie sich an ihm.

Schlüpfen Sie nun mit Ihrem Bewußtsein in den von Ihnen erschaffenen schlanken Körper - Ihnen gegenüber steht jetzt der dicke Körper.

Wie fühlen Sie sich jetzt? Was fühlt sich anders an? Wie fühlt es sich an, schlank zu sein?

Machen Sie sich Ihre Erfahrung ganz bewußt. Wenn Sie das *Schlank*-Gefühl ganz in sich aufgenommen haben, gehen Sie mit Ihrem Bewußtsein wieder zurück in Ihren dicken Körper.

Was spüren Sie jetzt? Wie fühlen Sie sich jetzt? Wie fühlt es sich an, wieder dick zu sein?

Wechseln Sie noch ein paarmal den Körper, damit Sie einen möglichst tiefen Eindruck vom *Schlank-Sein* bekommen.

Prägen Sie sich das *Schlank-Gefühl* so ein, so daß Sie es jederzeit in sich entstehen lassen können – ohne dabei die Übung zu machen.

Übung 3

Ein schlankes Körpergefühl entwickeln

Vorbereitung: Gehen Sie an einen ruhigen Ort, und legen Sie sich auf den Rücken. Entspannen Sie sich für ein paar Minuten, indem Sie langsam aber tief atmen.

Konzentrieren Sie sich ganz auf Ihren Körper. Erspüren Sie ihn vollkommen, bis an seine Grenzen.

Auf einmal bemerken Sie, daß Ihr Körper nicht mehr aus fester Substanz besteht, sondern aus einem Material, das sich formen läßt.

Zuerst sind Sie sehr erstaunt, aber dann freuen Sie sich total. Endlich können Sie Ihren Körper so erschaffen, wie Sie es schon immer wollten aber nicht konnten.

Stellen Sie sich jetzt vor, wie Sie jeden einzelnen Teil Ihres Körpers genau nach Ihren Idealvorstellungen formen: Rumpf, Becken, Bauch, Arme, Beine etc. . . .

Geben Sie jedem Körperteil so viel Zeit, wie er braucht, damit er genau so ist, wie Sie ihn haben wollen.

Alles Material, das überflüssig ist, legen Sie in eine Schachtel neben sich.

Wenn Sie mit Ihrem neuen Körper fertig sind, dann bleiben Sie noch ein paar Minuten entspannt liegen. Genießen Sie es, sich schlank zu fühlen.

Wie fühlt sich Ihr neugeformter Körper an? Nehmen Sie dieses neue Körpergefühl ganz in sich auf. Prägen Sie es sich richtig ein, so daß es Ihr dickes Körpergefühl mit der Zeit verdrängen kann.

Arbeiten Sie möglichst oft mit einer oder allen Übungen dieses Kapitels; denn wenn Sie sich erst einmal schlank fühlen können, ist es bis zum *Schlank-Sein* nicht mehr weit.

Genießen Sie es, sich Ihren neuen Körper zu erschaffen.

> Eine Mahlzeit ist dann beendet,
> wenn man satt ist und nicht,
> wenn der Teller leer ist.

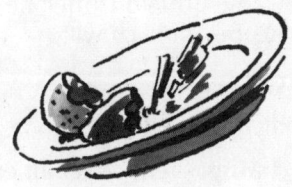

Ich esse mich schlank

oder: Ich lerne zu essen wie ein Schlanker

Vielleicht sind Sie jetzt irritiert und fragen sich: „Wie soll das denn gehen: Ich esse mich schlank? Essen macht doch dick!"

Es geht aber tatsächlich!

Daß Essen nicht jeden Menschen dick macht, sehen Sie an Ihren dünnen und schlanken Bekannten und Freunden. Manchmal essen sogar dünne Menschen mehr als dicke.

Das Eßverhalten von Dicken und Schlanken unterscheidet sich jedoch wesentlich:

Der dicke Esser

— **hat Angst vor dem Essen.** Er hat Angst, zuviel oder das Falsche zu essen, oder daß er vom Essen verführt wird.

— **ißt, ohne Hunger zu haben.**

— **läßt sich vom Essen „aussuchen",** wählt das Essen mit den Augen oder dem Kopf. Er/sie wählt nicht von innen heraus das, was ihm schmeckt, was der Körper wirklich will.

— **spürt selten, wenn er satt ist.**

— **ist selten vom Essen wirklich befriedigt.**

— **ist ständig mit Essen beschäftigt** — entweder ißt er gerade etwas, oder er denkt ans Essen.

— **ißt meistens mit schlechtem Gewissen,** Schuldgefühlen oder mit Anspannung.

— **ißt, anstatt** . . . . . Z.B. zu fühlen, sich auszuruhen, usw.

Ich habe hier natürlich nur die wichtigsten Punkte benannt.

Der schlanke Esser

— **ißt nur, wenn er hungrig ist.**

— hat keine Angst vor dem Essen. Oft weiß er gar nicht, welches Essen dick macht . . . . etc.

— ißt nur, was ihm schmeckt — egal was es ist. Wenn ihm das gewählte Essen nicht schmeckt, läßt er es liegen (auch wenn der Teller noch halbvoll ist).

– denkt nur ans Essen, wenn er hungrig ist.

– hat ein entspannteres Verhältnis zum Essen.

– ißt bei Problemen eher weniger.

– ißt automatisch weniger, wenn er einmal zuviel gegessen hat und dies, ohne sich das vorzunehmen.

Auch diese Aufzählung habe ich nur auf das Wesentliche beschränkt.

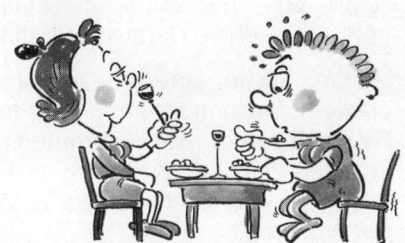

Wie können Sie es also schaffen, sich schlank zu essen?

Dazu ist es in erster Linie wichtig, daß Sie sich das Eßverhalten eines Schlanken ganz klar vor Augen führen. Denn so zu essen, hält nicht nur schlank, sondern macht auch schlank.

Dabei sind die zwei wichtigsten Haltungen dem Essen gegenüber:

1. Essen Sie wirklich nur noch, wenn Sie hungrig sind! Gewöhnen Sie sich das langsam aber immer mehr an. Fragen Sie sich vor jedem Essen: „Bin ich wirklich hungrig?" Wenn nicht, schauen Sie, was Sie anderes brauchen.

2. Essen Sie nur noch, was Sie wirklich von innen heraus essen wollen. Am besten schaffen Sie das, wenn Sie, nachdem Sie festgestellt haben, daß Sie hungrig sind, Ihre Augen schließen und ohne zu schauen, herausfinden, was Ihnen jetzt schmecken könnte. Nehmen Sie dazu das jeweilige Essen – in Ihrer Vorstellung – in den Mund, und probieren Sie es. Ist es nicht das richtige Essen, probieren Sie ein anderes.

Finden Sie nur noch auf diese Weise heraus, nach welchem Essen Ihr Körper verlangt. Das hat einen Vorteil: Das so gewählte Essen wird Sie viel mehr befriedigen, so daß Sie automatisch weniger essen.

Zu diesem Zustand werden auch die nun folgenden Verhaltensweisen erheblich beitragen:

— Entspannen Sie sich vor und während des Essens am besten durch ein paar tiefe Atemzüge.

— Achten Sie darauf, langsam zu essen, gut zu kauen und jeden Bissen zu schmecken. Nehmen Sie mehr Kontakt zum Essen selbst auf — riechen, schmecken, betrachten Sie es genau; hören Sie auf die Geräusche beim Kauen.

— Hören Sie auf, eine „Eßmaschine" zu sein. Essen Sie nicht unentwegt! Machen Sie immer wieder kleinere Pausen, in denen Sie nachspüren, ob Sie überhaupt noch Hunger haben. Am einfachsten geht das, wenn Sie nach jedem Bissen das Besteck weglegen und es erst wieder aufnehmen, wenn Sie weiteressen wollen.

— Beenden Sie die Mahlzeit sofort, wenn Sie satt sind. Dieser Punkt ist meistens dann erreicht, wenn der Geschmack des Essens nachläßt. Wenn Sie nicht spüren, ob Sie satt sind, verlassen Sie kurz den Raum, und überprüfen Sie es. Essen Sie nur weiter, wenn Sie ein Hungergefühl spüren.

Mit der Zeit werden Sie immer mehr wie ein Schlanker essen. Lassen Sie sich diese Art zu essen in Fleisch und Blut übergehen, so daß es für Sie ganz natürlich wird, so zu essen.

Auf diese Weise werden Sie langsam aber sicher — ohne irgendeine Diät — abnehmen und dann auch Ihr durch diese Reise erreichtes .... -Gewicht (Ihren speziellen Namen dafür eintragen) ohne Mühe halten können.

Sie werden sich insgesamt viel zufriedener fühlen und nur noch ans Essen denken, wenn Sie hungrig sind.

SICH-SCHLANK-ESSEN heißt also BEWUSSTER ESSEN,

und das wiederum heißt:

entspannt,
mit Ruhe und Genuß,
nicht mehr als nötig,
das zu essen, wonach der Körper verlangt.

Zum Erlernen dieses neuen schlankmachenden Eßverhaltens habe ich während meiner Arbeit mit Übergewichtigen ein ideales Hilfsmittel entwickelt:

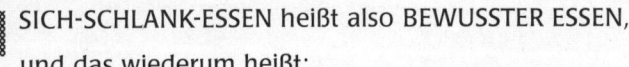

Die Anti-Diät-Pyramide*

Mit ihr können Sie sich gezielt antrainieren, nur noch zu essen, wenn Sie hungrig sind und dann das zu essen, was einem echten inneren Bedürfnis entspringt. Außerdem lernen Sie, Ihre wahren Bedürfnisse herauszufinden, die Sie bisher mit Essen überdeckt haben. . . . . . . — um nur einige Punkte dieses hilfreichen Programms zu nennen. Sie können diese Pyramide, die sich auf Handgröße zusammenfalten läßt, immer bei sich tragen, so daß Sie sich ständig zu einem bewußten Essen anregen lassen können.

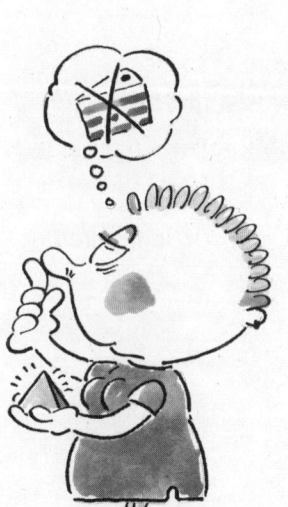

Im nachfolgenden Text finden Sie die Anleitung zum Umgang mit der Anti-Diät-Pyramide, falls Sie sich eine solche kaufen sollten:

* diese erhalten Sie entweder direkt beim Context-Verlag oder im Buchhandel.

> Selbstkontrolle ist nicht etwas,
> was man hat, sondern etwas, das
> man tut.
>
> Dr. Judith Rodin

Anleitung für den Umgang
mit der Anti-Diät-Pyramide

Schritt 1

Nehmen Sie die Pyramide in die Hand, und machen Sie sich mit Ihr vertraut, indem Sie alles lesen, was innen und außen auf der Pyramide steht. Auf der Innenseite der Pyramide finden Sie die Erklärungen für die Fragen der Außenseite.

Das Bewußtmachen des Eßprozesses beginnt mit der Aussage: „Ich spüre Verlangen nach Essen." Die Pyramide kommt immer dann zum Einsatz, wenn Sie dieses Gefühl spüren.

Schritt 2

Beschließen Sie, dieses Hilfsmittel in den nächsten Monaten einzusetzen. Je klarer Sie in Ihrem Entschluß sind, um so eher werden Sie das angestrebte Eßverhalten auch lernen.

Schritt 3

Sobald Sie „ein Verlangen nach Essen spüren", kann die Arbeit mit der Pyramide beginnen.

Spüren Sie in sich hinein, ob Sie körperlich spürbaren Hunger haben. Es ist sehr wichtig, daß Sie darauf eine klare Antwort finden; denn, wenn Sie keinen Hunger haben, sollten Sie nichts essen. Ihre Antwort sollte dann heißen: „Ich will nichts essen", *Nein*. - Wenn Sie Hunger spüren und etwas essen wollen, heißt Ihre Antwort: *Ja*, und Sie folgen dem Pfeil.

In der ersten Woche sollten Sie mit der *Anti-Diät-Pyramide* nur bis zu diesem Punkt umgehen. Sie sollten in dieser Zeit lernen, herauszufinden, wann Sie Hunger haben und wann nicht. Gewöhnen Sie sich an, nur zu essen, wenn Sie körperlich spürbaren Hunger haben.

Ein paar Tage später:

Sie wissen jetzt wieder, wie es sich anfühlt, wenn Sie wirklich Hunger haben, und Sie schaffen es immer besser, auch nur dann zu essen.

Schritt 4

Sie haben Hunger, Sie wollen essen. Jetzt folgen Sie dem Pfeil, der bei *Ja* steht.

Spüren Sie Ihr *Ja* zum Essen, und konzentrieren Sie sich für eine Zeitlang auf Ihren Körper.

Finden Sie heraus, *wo Sie den Hunger spüren*; denn jeder Hunger verlangt nach einem anderen Essen. Welches Essen mit welchem Hungerort zusammenhängt, werden Sie mehr und mehr begreifen.

Jetzt gilt es, nachzuspüren, welches Essen Sie aus einem inneren Bedürfnis heraus essen wollen. Nehmen Sie es dafür gedanklich in den Mund. Schmecken Sie nach, ob genau dieses Essen für Sie das richtige ist. Wichtig ist, daß Sie nicht Ihre Augen (oder Ihren Kopf) aussuchen lassen, sondern die Instanz in Ihnen, die genau weiß, welches Essen im Moment für Sie „schwingt", d.h. genau richtig ist.

Achtung! Es kann sein, daß am Anfang über einen langen Zeitraum immer das gleiche Essen für Sie „schwingt". Das ist völlig o.k. Im letzten Jahr „kam" für mich 14 Tage lang täglich mittags und abends Mozarella mit Tomaten. Ich habe dieses Essen bis zum letzten Bissen genossen. Danach hatte ich monatelang total andere Wünsche.

Wenn Sie herausgefunden haben, welches Essen für Sie „schwingt", finden Sie heraus, wie Sie es essen wollen. All dies trägt dazu bei, daß Sie vom Essen wirklich befriedigt werden.

Dann können Sie auch problemlos wieder aufhören. Sie werden feststellen: Je befriedigender eine Mahlzeit ist, um so weniger essen Sie. Diese Art zu essen, sollten Sie sich für immer angewöhnen. Lassen Sie sich genügend Zeit dazu, auch wenn es Monate dauern sollte.

Es muß für Sie ganz selbstverständlich werden, nur noch zu essen, wenn Sie Hunger haben und das zu essen, was für Sie „schwingt" unter den Umständen, die Sie befriedigen. Wenn Sie das wirklich beherrschen, bleibt Ihnen die Fähigkeit, befriedigend zu essen, für immer. Und der Kreislauf des Zu- und Abnehmens kann vollkommen wegfallen.

Schritt 5

Dieser Lernschritt steht für den Fall, daß Sie „ein Verlangen nach Essen spüren" aber eigentlich keinen Hunger haben und sich entscheiden, *nicht* zu essen.

Folgen Sie jetzt dem Pfeil bei *Nein*.

Nehmen Sie sich Zeit, spüren Sie in Ihren Körper hinein, erfühlen Sie Ihre Stimmung, und finden Sie heraus, welches eigentliche Bedürfnis hinter „Ihrem Verlangen nach Essen" versteckt ist. Es kann sein, daß Ihnen das „Eigentliche" schnell einfällt. Es kann aber auch sein, daß Sie längere Zeit mit der Erforschung zubringen. Dies ist erfahrungsgemäß dann der Fall, wenn Sie es nicht gewohnt sind, auf Ihre Bedürfnisse zu „hören".

Wenn Sie mehr und mehr Kontakt zu Ihren Bedürfnisssen bekommen, wird es Ihnen immer leichter fallen, sich das zu geben, was Sie eigentlich brauchen. *Dann* steht Ihrem Prozeß des Schlankwerdens nichts mehr im Wege. Denn bisher war es in den seltensten Fällen das Gefühl von Hunger, das Sie zum Essen trieb.

Sollten Sie wirklich einmal essen wollen, ohne daß Sie Hunger haben, achten Sie wenigstens darauf, daß sie etwas essen, was für Sie „schwingt".

Arbeiten Sie mit der Pyramide so lange, bis Ihnen die Fragen in Fleisch und Blut übergegangen sind und es Ihnen leichtfällt, sie zu beantworten und sich danach zu richten.

Dieser Umlernprozeß wird oft Widerstand in Ihnen hervorrufen. Sie wissen, wir Menschen sind Gewohnheitstiere und wollen unsere alten „schönen" Gewohnheiten nicht aufgeben - auch wenn sie noch so schädlich sind. Beachten Sie Ihren Widerstand, aber geben Sie ihm nicht nach. Seien Sie liebevoll aber entschlossen mit sich. Machen Sie sich immer wieder klar, daß diese Veränderungen absolut notwendig sind, um abzunehmen oder nicht mehr zuzunehmen.

Vielleicht brauchen Sie für ein paar Tage eine Affirmation (s. Kapitel „Ich denke positiv" S. 131), die so lauten könnte:

Mir fällt es leicht, mit der *Anti-Diät-Pyramide* zu arbeiten;

oder:

Jeden Tag esse ich bewußter

oder ähnliche andere Affirmationen.

Noch ein paar Tips:

Falls es Ihnen schwerfällt, das für Sie „schwingende" Essen herauszufinden, können Sie sich so helfen:

— Sie essen dann gar nichts — bis Sie es wissen.

— Sie knabbern an einem Stück Obst oder Gemüse, das Sie mögen.

— Sie kosten etwas, das am ehesten in diese Richtung geht. Hören Sie jedoch sofort auf, wenn die Wahl nicht stimmt. Wählen Sie mit geschlossenen Augen etwas anderes.

— Sie trinken etwas.

— Sie brauchen vielleicht nur etwas für den Mund. Lutschen Sie einen Pflaumenkern oder ähnliches.

Bleiben Sie mit der Pyramide am Ball! Je öfter und regelmäßiger Sie sie einsetzen, um so eher sind Sie am Ziel.

Und dann essen Sie

— wenn Sie Hunger haben;

— was Sie von innen heraus essen wollen;

— an einem Ort, an dem Sie sich wohlfühlen;

— mit Ruhe und Genuß;

— ohne Angst und Schuldgefühle.

Dann hat das Essen seine Macht über Sie verloren!

**Ich wünsche Ihnen diesen
Zustand von ganzem Herzen!**

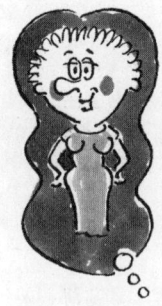

Alles, was wir denken, geht in
Fleisch und Blut über.

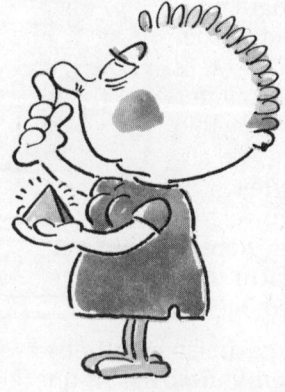

Ich denke mich schlank

„Glauben versetzt Berge" – sicher kennen Sie dieses Sprichwort. Vielleicht haben Sie selbst schon oft genug Erfahrungen mit dieser Weisheit gemacht.

Lesen Sie hierzu folgendes ungewöhnliche Beispiel aus meinem Leben:

Ich glaubte (dachte) 8 Jahre lang, daß ich nur schwanger werden könnte, wenn ich wirklich ein Kind wollte. Dieser Glaube war so fest in mir, daß ich nicht schwanger wurde, obwohl ich nicht verhütete. Dann dauerte es eine ganze Zeit lang, bis ich schwanger wurde, nachdem ich mich für ein Kind entschieden hatte. Mein System brauchte also eine Weile, bis es von „Ich will *kein* Kind" auf „Ich will *ein* Kind" umschalten konnte. (Dies ist natürlich nicht als allgemeingültiges „Verhütungsmittel" zu verstehen. Die Wünsche für oder gegen ein Leben mit Kindern sind allzu oft unbewußt sehr ambivalent.)

Unser Gehirn mit seinem Glaubens- und Denksystem arbeitet wie ein Computer: Die meisten „Denkprogramme" haben wir schon als Kind gelernt und gespeichert. Bis heute orientieren wir uns größtenteils an diesen Programmen, ohne sie jemals hinterfragt zu haben. Diese Denkprogramme bestehen aus Behauptungen unserer Eltern, die wir als „wahr" übernommen haben, aus Vorurteilen unserer Lehrer, die wir uns oft kritiklos angeeignet haben, oder die wir irgendwo gelesen haben, aus Erfahrungen, die wir einmal gemacht und dann verallgemeinert haben und vielem mehr.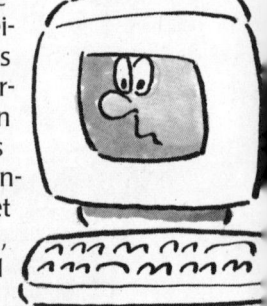

Diese Programme (Arten zu denken und zu (re)agieren) haben wir in unserem Unterbewußtsein gespeichert, von wo aus sie uns tagtäglich (meistens) unbewußt beeinflussen.

Ein Teil dieser Programme hat Sie auch dick gemacht. Allein der Glaube, daß Essen dick macht, „bewahrheitet" sich eines Tages.

Ihr Gehirn hat also ein bestimmtes *Dick*-Programm gespeichert, von dem alle Stoffwechselfunktionen des Körpers beeinflußt werden. Die Kontrolle ist so präzise, daß ein bestimmtes Gewicht, Set-Point oder Sollgewicht genannt, immer wieder hergestellt wird, auch wenn Sie einmal unter oder über das Sollgewicht kommen. (Siehe hierzu auch das Kapitel „Mein . . . . . . Gewicht, S. 25)

Was beinhaltet nun ein Dick-Computer-Programm?

— Es besteht aus verschiedenen Glaubenssätzen und Vorstellungen über das Essen, über Ihren Körper, über sich selbst, über Ihr Dicksein und über „dick" und „schlank" im allgemeinen.

— Es besteht aus einem in Ihrem Gehirn festgelegten Gewicht, Set-point oder Sollgewicht genannt.

— Es besteht aus einem Lösungsversuch für ein bestimmtes Problem (oder mehrere), z.B.: „Iß viel, dann spürst du keine Angst mehr vor Männern" oder „Nur wenn du dick bist, weißt du, ob dich jemand wirklich liebt."

— Es besteht aus Erfahrungen über Essen, die Sie im Elternhaus gewonnen haben. Vielleicht mußten Sie immer Ihren Teller leeressen, oder Sie wurden mit Süßigkeiten belohnt ... usw.

Ein eigenes Dick-Computer-Programm hat natürlich seine speziellen Varianten. Die Wirkung ist jedoch die gleiche, Sie wurden dick.

Wenn Sie sich also „dick denken" konnten, warum sollten Sie sich nicht auch wieder „schlank denken" können. Nur, wie geht das?

Dazu müssen Sie sich zu allererst Ihre alten unbewußten Programmierungen bewußt machen und sie dann durch schlankmachende Denkprogrammme ersetzen. Denn nur das, was wir kennen, können wir auch wieder loslassen.

Damit Sie Ihre unbewußten Denk-Konzepte über den ganzen Komplex Essen und Körper erfahren können, habe ich Ihnen eine Reihe von Fragen und Übungen zusammengestellt, die Ihnen den Prozeß des Bewußtmachens wesentlich erleichtern werden.

Nun werden Sie Ihre alten Programme kennenlernen.

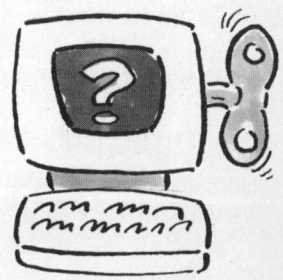

Übung 1

Suchen Sie sich beim Kapitel „Mein Eßverhalten und meine Beziehung zum Essen" das Thema „Meine Einstellungen zum Essen" auf S. 105 heraus.

Übertragen Sie nun alle Ihre Glaubenssätze, die Sie dort aufgeschrieben haben. Wenn Ihnen etwas Neues einfällt, schreiben Sie es dazu.

Essen ist/macht ....

Essen ist/macht ....

Essen ist/macht ....

Essen ist/macht ....

Essen ist/macht ....

Essen ist/macht ....

Essen ist/macht ....

Essen ist/macht ....

Essen ist/macht ....

Essen ist/macht ....

Essen ist/macht ....

Essen ist/macht ....

Essen ist/macht ....

Essen ist/macht ....

Essen ist/macht ....

Wenn ich esse, dann ....

Wenn ich esse, dann ....

Wenn ich esse, dann ....

Wenn ich esse, dann ....

Wenn ich esse, dann ....

Wenn ich esse, dann ....

Wenn ich esse, dann ....

Wenn ich esse, dann ....

Wenn ich esse, dann ....

Wenn ich esse, dann ....

Wenn ich esse, dann ....

Wenn ich esse, dann ....

Wenn ich esse, dann ....

Wenn ich esse, dann ....

Wenn ich esse, dann ....

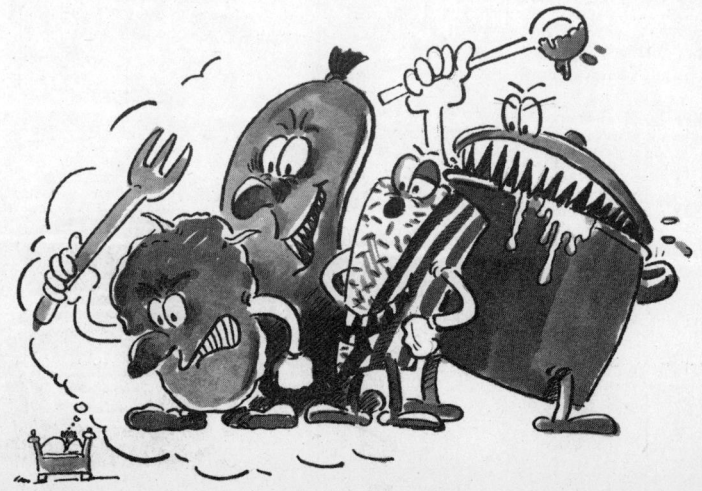

Übung 2

Übertragen Sie aus demselben Kapitel Ihre Sätze, die Ihnen zu Ihrer besonderen persönlichen Beziehung zum Essen, auf S.107 eingefallen sind. Sollten Ihnen noch zusätzliche „Wahrheiten" einfallen, schreiben Sie auch diese dazu.

....

....

....

....

....

....

....

....

....

....

....

....

....

....

....

....

....

....

Übung 3

Vervollständigen Sie die nachfolgenden Sätze. Machen Sie das möglichst spontan, ohne nachzudenken. Je schneller Sie dabei vorgehen, um so weniger kann Ihr Verstand Sie dabei belügen!

Wenn ich nicht esse, dann ....

Wenn ich nicht esse, dann ....

Wenn ich nicht esse, dann ....

Wenn ich nicht esse, dann ....

Wenn ich nicht esse, dann ....

Wenn ich nicht esse, dann ....

Wenn ich nicht esse, dann ....

Wenn ich nicht esse, dann ....

Wenn ich nicht esse, dann ....

Wenn ich nicht esse, dann ....

Wenn ich nicht mehr dick wäre, dann ....

Wenn ich nicht mehr dick wäre, dann ....

Wenn ich nicht mehr dick wäre, dann ....

Wenn ich nicht mehr dick wäre, dann ....

Wenn ich nicht mehr dick wäre, dann ....

Wenn ich nicht mehr dick wäre, dann ....

Wenn ich nicht mehr dick wäre, dann ....

Wenn ich nicht mehr dick wäre, dann ....

Wenn ich nicht mehr dick wäre, dann ....

Wenn ich nicht mehr dick wäre, dann ....

Weil ich dick bin, kann ich nicht ....

Weil ich dick bin, kann ich nicht ....

Weil ich dick bin, kann ich nicht ....

Weil ich dick bin, kann ich nicht ....

Weil ich dick bin, kann ich nicht ....

Weil ich dick bin, kann ich nicht ....

Weil ich dick bin, kann ich nicht ....

Weil ich dick bin, kann ich nicht ....

Weil ich dick bin, kann ich nicht ....

Weil ich dick bin, kann ich nicht ....

Weil ich dick bin, kann ich ....

Weil ich dick bin, kann ich ....

Weil ich dick bin, kann ich ....

Weil ich dick bin, kann ich ....

Weil ich dick bin, kann ich ....

Weil ich dick bin, kann ich ....

Weil ich dick bin, kann ich ....

Weil ich dick bin, kann ich ....

Weil ich dick bin, kann ich ....

Weil ich dick bin, kann ich ....

Übung 4

Sammeln Sie Sprichwörter über das Essen, z.B. „Iß, damit du was wirst" oder „Wer viel arbeitet, muß viel essen".

....

....

....

....

....

....

....

....

....

....

Übung 5

Schreiben Sie nun die Sätze auf, die Sie in Ihrem Elternhaus übers Essen erfahren haben, z.B. „Iß, damit aus dir was wird!" oder „Iß deinen Teller leer!" oder „Iß gefälligst, was auf den Tisch kommt!"

....

....

....

....

....

....

....

Übung 6

Da man mit den Begriffen „dick" und „schlank" bestimmte Eigenschaften verbindet, ist es wichtig, diese kennenzulernen. Möglicherweise wollen Sie bestimmte Eigenschaften, die Sie „schlank" zuordnen, nicht haben und blockieren auf diese Weise Ihr Schlankwerden.

Dick ist/macht ....

Dick ist/macht ....

Dick ist/macht ....

Dick ist/macht ....

Dick ist/macht ....

Dick ist/macht ....

Dick ist/macht ....

Dick ist/macht ....

Dick ist/macht ....

Dick ist/macht ....

Schlank ist/macht ....

Schlank ist/macht ....

Schlank ist/macht ....

Schlank ist/macht ....

Schlank ist/macht ....

Schlank ist/macht ....

Schlank ist/macht ....

Schlank ist/macht ....

Schlank ist/macht ....

Schlank ist/macht ....

Sicher haben Sie bis jetzt nicht alle Ihre dickmachenden Gedanken kennengelernt aber doch eine Menge. Sie kennen nun einen großen Teil Ihres Dick-Computer-Programms. Sobald Sie den Gedanken zulassen, daß Gedanken *dick machen*, werden Ihnen mehr und mehr Gedanken „dieser Art" begegnen. Werden Sie einfach hellhörig bei diesen Gedanken, und machen Sie sich diese ganz bewußt, z.B. „Wenn man nervös ist, muß man etwas essen, um sich zu beruhigen" oder „Wenn ich jetzt etwas esse, bin ich später nicht mehr hungrig (wenn ich keine Zeit mehr zum Essen habe)", . . . usw.

Was können Sie nun mit diesen alten Programmierungen tun?

Zuerst müssen Sie wissen, daß Sie

Jederzeit die Freiheit haben, etwas anderes zu denken und zu glauben.

Ihr Computer muß also umprogrammiert werden. Für dieses Umprogrammieren sind immer drei Schritte nötig:

1. **Bewußtmachen des alten Programms**
2. **Aufnehmen des neuen Programms**
3. **Loslassen des alten Programms**

Diese Art der Umprogrammierung wird im folgenden Text die *3-Schritt-Technik* genannt. Wie das im Einzelnen geht, werde ich Ihnen später anhand von einigen Beispielen verdeutlichen.

Wie Sie vielleicht schon bemerkt haben, sind es sehr viele Gedankenkonzepte, die Sie dick „gemacht" haben. Somit haben Sie eine Menge geistiger Arbeit zu leisten, um sich wieder „schlank zu denken".

Lassen Sie sich jedoch davon nicht entmutigen, sondern gehen Sie einfach Schritt für Schritt vor. Wiederholen Sie die Fragen und Übungen, wenn Sie merken, daß da noch mehr Programme „schlummern".

Für mich war die Arbeit mit meinen Denkprogrammen äußerst spannend. Ich hätte vorher nie geglaubt, was man so alles mit Essen und seinem Körper in Verbindung bringen kann.

Wichtig ist, daß Sie bei dieser Arbeit liebevoll und geduldig mit sich umgehen. Ohne Bewertungen und Verurteilungen können Sie Ihre ganze Energie auf das „Umdenken" verwenden.

Bevor Sie sich an die Arbeit machen, noch ein Hinweis: Ihr Computer verändert nicht gerne seine Programme. Es kann sein, daß er sich vehement gegen die neuen Gedanken wehrt, indem er versucht, Ihnen diese Gedanken mit den „besten" Begründungen auszureden, oder daß Sie plötzlich müde, aggressiv oder sogar hungrig werden.

Hören Sie „ihm" gut zu. So erfahren Sie genau, welche Gedanken Sie bisher bestimmt haben. Sagen Sie ihm aber trotzdem freundlich und bestimmt, daß nun eine neue Zeit angebrochen sei, und daß er die neuen Programme akzeptieren müsse. Verlangen Sie von Ihrem Computer, daß er *für Sie* und nicht gegen Sie arbeitet.

Sie sind der Herr im Haus, nicht Ihr Computer!

Jetzt geht's los!

Nehmen Sie nun einen Rotstift zur Hand, und unterstreichen Sie alle Aussagen Ihres Verstandes, die für Sie — bei genauer Betrachtung — dickmachenden Charakter haben.

Schreiben Sie nun den ersten rot unterstrichenen Satz in die frei stehende Zeile:

z.B. **Essen ist erholsam**

. . . .

Bearbeiten Sie nun diese Aussage in der 3-Schritt-Technik, wie auf S. 231 beschrieben.

> **1. Schritt   Ich mache mir bewußt,** was ich denke.

> *"Essen ist erholsam".*

> **2. Schritt   Ich nehme den neuen Gedanken auf.**

> *"Essen ist nicht zur Erholung da, sondern um mich zu nähren,"*

> *"Es ist besser, sich durch Ruhe + Schlaf zu erholen."*

Diese Gedanken können Sie sehr wirkungvoll mit Affirmationen unterstützen (siehe hierzu das Kapitel „Ich denke positiv", S. 131). In diesem Fall könnte die Affirmation lauten:

Ich erhole mich vollkommen durch Ruhe und Schlaf.

> **3. Schritt   Ich lasse das alte Programm los.**

> Ich stelle fest, daß mich Essen — bei genauer Betrachtung — fast immer schlapp gemacht hat. Ich erinnere mich hingegen an Momente, in denen mich 10 Minuten Stille wieder völlig aufgerichtet haben. Ich bin nicht mehr bereit, das alte Programm zu behalten und lasse es los.

Noch ein Beispiel:

„Wenn ich esse, dann ist alles in Ordnung mit mir."

1. Schritt   **Ich mache mir bewußt,** was ich denke.

„Wenn ich esse, dann ist alles in Ordnung mit mir."

2. Schritt   **Ich nehme den neuen Gedanken auf.**

Mit mir ist alles in Ordnung, wenn ich mich um mich selber kümmere, wenn ich auf meine Bedürfnisse höre.

Diese Gedanken lassen sich wieder mit Affirmationen unterstützen, z.B.

Ich gebe mir das, was ich brauche.
Ich achte auf mich.
Ich sorge für mich.

3. Schritt   **Ich lasse das alte Programm los.**

Stimmt ja gar nicht! Meine Probleme lösen sich nicht von allein, schon gar nicht mit Essen. Aus diesem Grund esse ich schon lange, und so bin ich ziemlich dick geworden. Ich will lieber mal sehen, was mit mir nicht in „Ordnung" ist, statt zu essen.

Das alte Programm stimmt nicht mehr für mich. Ich lasse es los.

Auf diese Weise können Sie mit allen Ihren dick machenden Gedankenkonzepten umgehen. Bei manchen Gedankenkonzepten wird es reichen, daß Sie sie ans Tageslicht gebracht haben; bei den anderen ist es wichtig, sie mit der 3-Schritt-Technik zu bearbeiten.

Seien Sie Ihr eigener Detektiv; „erspüren" Sie die Gedanken, die dick machen. Sprechen Sie mit Ihren Bekannten, Freunden oder Leidensgenossen über diese Denkprogramme.

Das Thema „Ich denke mich schlank" würde ein ganzes Buch für sich alleine füllen. Da ich Ihnen jedoch noch andere Themen vermitteln will, habe ich mich bei diesem Thema auf das wichtigste beschränkt.

Ich bin überzeugt, daß Sie Ihre alten Programme selbständig herausfinden und bearbeiten können, wenn Sie verstanden haben, wie Ihr Computer arbeitet, und was Ihr *Dick*-Computer alles beinhaltet.

Bei der Arbeit mit diesen alten Programmen ist es wie im richtigen Leben:

Nicht die Quantität macht's, sondern die Qualität.

Ich wünsche Ihnen viel Freude beim Aufspüren und beim Loslassen!

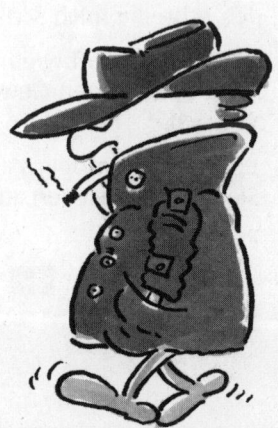

Umprogrammierung meines Gewichtes

Zum Abschluß noch eine hilfreiche Übung. Diese Übung dient dazu, Ihr bisheriges Set-point oder Sollgewicht herabzusetzen.

Welches Soll-Gewicht hatten Sie bis jetzt, d.h. auf welches Gewicht kehrten Sie immer wieder zurück?....................kg

Jetzt schreiben Sie Ihr ...... Gewicht (siehe das Kapitel „Mein ...... Gewicht, S. 25) ganz groß auf diese Zeile.............kg

Es gibt verschiedene Möglichkeiten, Ihr ...... Gewicht in Ihrem Computer zu verankern. Wählen Sie eine oder mehrere davon:

 — Überkleben Sie den Gewichtsanzeiger Ihrer Waage, und schreiben Sie das obige.....Gewicht darauf. Wiegen Sie sich immer wieder, und freuen Sie sich an diesem Gewicht.

— Malen Sie Ihr zukünftiges Gewicht groß auf Ihren Spiegel.

— Malen Sie dieses Gewicht mit Porzellanfarbe auf alle Ihre Teller, die Sie benutzen.

— Legen Sie einen Zettel mit dem Gewicht in Ihren Geldbeutel.

— Malen Sie das Gewicht auf Ihren Eisschrank.

— Schreiben Sie öfter die Affirmation: Ich wiege ab sofort ...... kg. (Siehe auch Kapitel „Ich denke positiv", S. 131 und „Ich schreibe mich schlank", S. 190.)

— Sehen Sie so oft wie möglich die Zahl Ihres zukünftigen Gewichtes farbig vor sich.

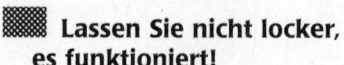

— Erzählen Sie möglichst vielen Leuten, daß Sie ...... kg wiegen. (Ihr zukünftiges Gewicht!)

Lassen Sie nicht locker, es funktioniert!

Unser Gehör ist der Zugang zu
unserem Unterbewußtsein.

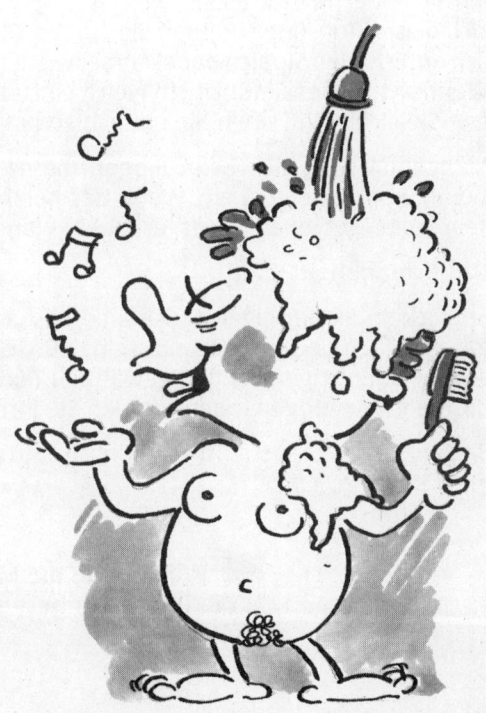

Ich singe mich schlank

„Was soll denn das?" werden Sie sich vielleicht fragen. Ganz einfach: Je verschiedener und je zahlreicher Impulse zur Umprogrammierung auf „schlank" gesetzt werden, um so besser und eher kann sich der „erwünschte" Zustand einstellen.

Hier zwei Möglichkeiten, wie Sie Ihr Ziel, *schlank zu sein*, singend unterstützen können:

1. Der Schlank-Ton

Singen Sie verschiedenen Töne, und finden Sie dabei den Ton heraus, der Ihr momentanes Dicksein darstellt. Wenn Sie ihn herausgefunden haben, singen Sie ihn laut. Erfühlen Sie dabei ganz genau Ihr Dicksein.

Nun suchen Sie den Ton für Ihr (zukünftiges) *Schlanksein*.

Wenn Sie ihn gefunden haben, singen Sie ihn laut, und erfühlen Sie dabei Ihr (früheres) *schlankes* Körpergefühl. Merken Sie sich diesen Ton, und stimmen Sie ihn tagsüber so oft wie möglich an. Erfühlen Sie sich dabei immer wieder aufs neue *schlank*. Wenn sich dieses Gefühl nicht gleich einstellen sollte, entmutigen Sie sich nicht. Üben Sie einfach so lange, bis es kommt.

Manchmal stellt sich beim Singen dieses *Schlank-Tones* ein Gefühl von *Schmelzen* ein. Wenn das bei Ihnen auch der Fall sein sollte, genießen Sie es, es ist ein wunderbares Gefühl.

2. Das Schlankheits-Lied

Entwickeln Sie Ihr eigenes Schlankheits-Lied. Der Text sollte ganz einfach und einprägsam sein: z.B. „Ich bin schlank und schön", oder Singen Sie den gewählten Text zu einer Melodie, die Sie gerne mögen, oder erfinden Sie Ihre eigene Melodie.

Singen Sie das Lied so oft wie möglich, und fühlen Sie sich mit allen Poren *schlank*.

**Wählen Sie die Möglichkeit,
die Ihnen am besten gefällt.**

Ich höre mich schlank

Das Gehör ist ein wichtiger Kanal, der direkten Zugang zu unserem Unterbewußtsein hat, und über den wir sehr beeinflußbar sind. Diese Tatsache können Sie nutzen, indem Sie Ihre eigenen Affirmationen auf eine Endloskassette sprechen. Eine Endloskassette ist eine Kassette, die immer wieder von vorne beginnt, ohne daß Sie am Kassettenrecorder irgend etwas verstellen müssen.

Ich kann Ihnen dieses Verfahren sehr empfehlen; denn ich selbst und viele andere haben sehr erfolgreich damit gearbeitet. Sie können dieses Band überall laufen lassen. Hören Sie es solange Sie wollen. Sie können nebenher fast alle Tätigkeiten verrichten, die nicht Ihre ganze Aufmerksamkeit verlangen. Sie brauchen nicht konzentriert zuzuhören. Der Inhalt erreicht Sie auch ohne Ihre besondere Aufmerksamkeit. (Im Kapitel „Ich schlafe mich schlank, S. 247, erläutere ich Ihnen, warum diese Methode auch im Schlaf wirkt.)

Am besten gehen Sie so vor:

— Besorgen Sie sich eine Endloskassette mit 2 – 3 Minuten Spieldauer. Die technische Handhabung dieser Kassette erkläre ich am Ende dieses Kapitels.

— Suchen Sie sich 3 – 4 Affirmationen heraus, mit denen Sie eine Zeitlang umgehen wollen. Achten Sie darauf, daß es Affirmationen sind, die Ihnen wirklich „unter die Haut" gehen.

— Sprechen Sie diese Affirmationen auf das Band, indem Sie jede zunächst mit *Ich* und dann mit *Du* beginnen, und dann mit Ihrem Vornamen verbinden. Zum Beispiel: „Du, Erika, kannst aufhören zu essen, wann du willst."

— Wiederholen Sie diese Affirmationen so lange, bis das Band voll ist — entweder 2 oder 3 Minuten lang.

— Hören Sie dieses Band täglich mindestens zehn Minuten an. Effektiver ist es natürlich, wenn sie sich länger oder mehrere Male am Tag dafür Zeit nehmen.

— Geben Sie sich neue Affirmationen, sobald Sie feststellen, daß Ihr Unterbewußtsein die Botschaften angenommen hat. Das können Sie daran erkennen, daß Sie die Aussagen der Affirmationen als wahr empfinden (so, als könnten Sie zu jeder Affirmation „ja" sagen).

– Experimentieren Sie mit den Stimmen von Bekannten, Freunden oder Ihrem Partner/in. Finden Sie die Stimme heraus, die am stärksten auf Sie wirkt.

Sie können natürlich auch eine ganz normale Kassette besprechen. Das hat nur den Nachteil, daß Sie – wenn Sie nicht lange Pausen wollen – einen viel längeren Text brauchen.

Eine andere Möglichkeit ist die, daß Sie mit dem von mir entwikkelten Kassettenprogamm „Schlank" arbeiten, über das Sie Näheres im Anhang erfahren. Sie können es direkt beim Context-Verlag bestellen.

▓▓ Viel Spaß beim Hören!

Gebrauchsanweisung für die Endloskassette

Wie kann man sich seine eigene Affirmations-Kassette herstellen?

1. Kaufen Sie sich eine Endlos-Kassette von 2 – 3 Minuten Spieldauer. Bei jedem größeren Einzelhändler für Radio und Fernsehen können Sie eine solche Endloskassette erwerben. Wenn er sie nicht vorrätig hat, kann er sie bestellen.

2. Behandeln Sie diese wie eine normale Kassette, mit zwei Ausnahmen:
   a. Legen Sie die Kassette immer mit der gekennzeichneten Seite nach oben ein.
   b. Spulen Sie niemals vor oder zurück, denn das wäre das „Ende" Ihrer neuen Endlos-Kassette.

3. Organisieren Sie sich eine Uhr mit Sekundenangabe und einen Kassettenrekorder mit eingebautem oder separatem Mikrofon.

4. Schreiben Sie die Affirmationen, die Sie aufnehmen wollen, auf ein Blatt Papier.

5. Legen Sie die Kassette mit der Vorderseite (ist gekennzeichnet) nach oben ein.

6. Drücken Sie die Start- und die Aufnahmetaste Ihres Gerätes, schauen Sie auf die Uhr, und lesen Sie langsam Ihre Affirmationen.

7. Wiederholen Sie den Text so lange, bis, je nach Länge Ihrer Kassette (2 oder 3 Minuten), die Zeit um ist.

8. Drücken Sie dann sofort auf die Stop-Taste.

Ihre Kassette ist jetzt fertig.

> Es gibt unendlich viele
> Möglichkeiten, sich Spaß und
> Freude zu machen.

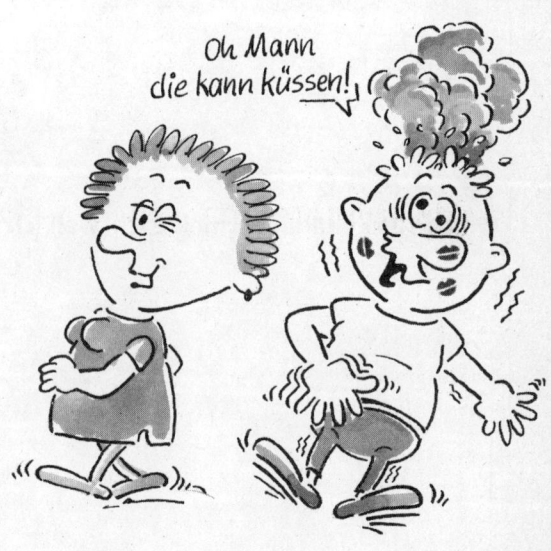

Ich unternehme mich schlank

Ein Teufelskreis: Ich finde mich zu dick und will deswegen nicht unter Leute gehen. Dann sage ich mir: Wenn ich . . . . . . kg weniger habe, dann geht es los! Bis dahin bleibe ich zu Hause. Allein zu Hause bin ich jedoch unausgefüllt, frustriert, einsam, gelangweilt und . . . . . . ich esse, um diese Gefühle nicht zu spüren. Resultat: Ich nehme entweder weiter zu oder nicht ab.

Entdecken Sie nun, wie Sie sich bisher durch Ihr Dicksein bestimmen ließen:

Was würde ich alles unternehmen, wenn ich dünner wäre?

....

....

....

....

....

....

Welche Aktivitäten vermeide ich, weil ich mich zu dick finde?

....

....

....

....

....

....

Welche Aktivitäten habe ich aufgegeben, nachdem ich zugenommen hatte?

....

....

....

....

....

....

Raus aus dem Haus

Wenn ich erst mal ...... kg abgenommen habe, dann kaufe ich mir ein neues Kleid ....., dann mache ich einen Tanzkurs etc. Machen Sie sich auch solche Versprechungen?

Nur, wie wollen Sie die Kilos runterkriegen, wenn Sie bis dahin zu Hause sitzen?

Also, machen Sie Ihre Versprechungen nun sofort wahr! Und gehen Sie auf jeden Fall sofort aus dem Haus, egal aus welchem Grund.

Mit welcher Aktivität könnte ich anfangen? Wozu sagt mein Herz ja?

Radfahren   oder:
Kegeln
Schwimmen   ....
Flohmarkt
Museum   ....
Theater
jemanden einladen   ....
Reise
Seminar   ....
Tanzen
                    ....

Wie könnte ich mir die Angst davor nehmen?

....

....

Müßte ich einfach nur JA zu mir sagen? Ja, du bist o.k., wie du
bist?

....

....

**Brauche ich jemanden, mit dem ich gemeinsam etwas unter-
nehme?** Kenne ich sie/ihn schon? (Übrigens: Unterwegs lernt
man auch Menschen kennen.) ....

....

....

....

Brauche ich vielleicht ein „neues" Aussehen? Eine neue Frisur,
ein neues Make-up oder neue Kleidung?

....

....

....

....

Gehen Sie dem Leben draußen nicht weiter aus dem Weg!

Je mehr Sie unternehmen, um so mehr sind Sie in Bewegung. Je
mehr Sie in Bewegung sind, um so weniger werden Sie aus Frust,
Langeweile und Einsamkeit essen.

Je mehr Freude und Befriedigung Sie durch andere Dinge als
Essen bekommen, um so weniger brauchen Sie Essen als Ersatz.
Finden Sie heraus, was Sie sättigt, ohne daß Sie essen.

**Also – unternehmen Sie sich
schlank!**

Den Geniessern gehört die Welt!

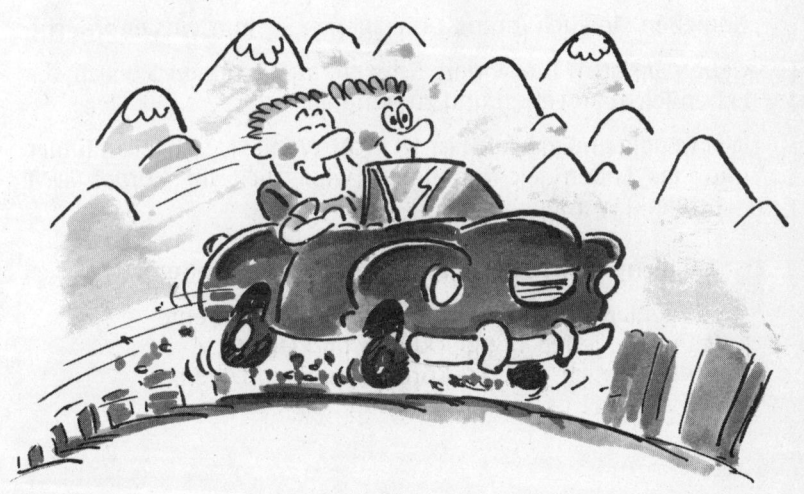

Ich genieße mich schlank

Genießen Sie mehr und bewußter das Leben mit all seinen Freuden — auch wenn Sie es bisher nicht so erlebt haben.

Hören Sie auf, sich Menschen und Dinge zu versagen, nur weil Sie dick sind. Verschieben Sie Ihre Vergnügungen nicht mehr auf den Tag, an dem Sie schlank sein werden. Gehen Sie jetzt schon schwimmen oder in die Sauna oder an einen Ort, den Sie schon lange aufsuchen wollten. Kaufen Sie sich gleich morgen ein neues Kleid (wenn Sie das schon lange vorhaben).

Geben Sie sich das, was Ihnen Freude macht, *heute*.

Suchen Sie nach Kontakten, die Sie befriedigen und Sie satt machen. Geben Sie sich die Erlaubnis, mehr Spaß zu haben. Finden Sie heraus, was Sie begeistert. Setzen Sie sich das Ziel, lebendig und glücklich zu sein. Geben Sie Ihren Gefühlen wieder genügend Raum in Ihrem Leben. Genießen Sie sich vor allem selber. Gehen Sie auch mit dem, was Sie essen, freudig und genußvoll um. Essen Sie nur noch, was Ihnen wirklich schmeckt, — und machen Sie es sich schön beim Essen. Geben Sie sich vor allen Dingen die nötige Zeit, um das Essen genießen zu können.

Genießen Sie auch Ihren Körper, geben Sie ihm, was er braucht.

Geben Sie auch Ihre innere Schwere auf. Erlauben Sie sich, das Leben leicht zu sehen und zu nehmen.

Wer freudig und glücklich ist, ist *leicht*. Wenn Sie sich leicht fühlen und das Leben leicht nehmen, wird auch Ihr Körper *leicht* (= schlank) werden.

Mögliche Affirmationen (um mehr zu genießen):

Ich genieße mein Leben täglich mehr und mehr.
Ich werde jeden Tag glücklicher und leichter.
Ich liebe mich, meinen Körper und mein Leben.
Ich verdiene es, glücklich und freudig zu sein.

oder: ....

Ich wünsche Ihnen die schönsten Genüsse!

Ich schlafe mich schlank

Inzwischen wird Sie sicherlich keine meiner Reise-Etappen mehr verblüffen. So auch nicht die Möglichkeit, sich *schlank* zu *schlafen*.

Schlafen ist ein Bedürfnis, das viele Menschen nicht genügend beachten und befriedigen. Dies bezieht sich insbesondere auf das Schlafen am Tage, aber auch auf den Schlaf vor 24 Uhr. Viele Menschen betrachten den Schlaf als lästiges Übel, als Zeitverschwendung oder als unliebsame Unterbrechung von als sinnvoll erachteten Aktivitäten. Tagsüber zu schlafen billigt man nur kranken oder alten Leuten zu.

Das Schlafbedürfnis fragt jedoch nicht nach der Uhrzeit. Es stellt sich dann ein, wenn man erschöpft ist — und das kann natürlich auch am Tage sein. Selbstverständlich sollte man immer dann diesem Bedürfnis nachkommen, wenn es irgendwie einzurichten ist.

Oft reichen 10 – 15 Minuten Schlaf aus, um sich zu erholen. Im Anschluß an diesen Abschnitt finden Sie die Anleitung zu einem solchen Kurzschlaf. Sie werden staunen, wie erholsam diese Art von Schlaf ist. Es bedarf jedoch einiger Übung, bis man es beherrscht, so zu schlafen. Es lohnt sich jedoch!

Insbesondere in Streßsituationen nehmen wir unsere Müdigkeit nicht mehr wahr, obwohl wir uns erschöpft fühlen. Wir schlafen nicht — statt dessen essen wir.

Ich habe oft in Zeiten von Streß und Schlafmangel zugenommen.

Geht es Ihnen auch so, daß Sie oft essen, wenn Sie müde sind?

....

....

Können Sie von sich behaupten, daß Sie ausreichend schlafen und sich erholen?

....

....

Wenn nein, wie kommt das?

....

....

Schlafen statt Essen

Das können Sie ab heute tun:

1. Achten Sie mehr darauf, wann Sie wirklich müde sind. Gönnen Sie sich dann einen kurzen oder auch langen Schlaf. Machmal wird es auch genügen, wenn Sie sich kurz ausruhen.

   Durch Essen kann man sich nicht erholen!

2. Sie sollten Streß immer zuerst mit Hilfe von Bewegung abbauen, da das durch den Streß im Körper ausgeschüttete Adrenalin nur durch Bewegung abgebaut werden kann.

   Schlafen Sie erst nach der körperlichen Aktivität, wenn es dann noch notwendig ist.

   Essen oder Schlaf bauen Streß im Körper nicht ab!

3. Betrachten Sie Schlaf und Erholung ab sofort als ein sehr wichtiges Bedürfnis Ihres Körpers.

4. Hören Sie im Schlaf Ihre Schlankheits-Kassette.

Wenn Sie sich mehr Erholung und Schlaf gönnen, werden Sie ganz bestimmt weniger essen!

Schlankwerden im Schlaf:

Die „Schlankheits"-Kassette während des Schlafens:

Im Schlaf sind unsere Körperfunktionen und unsere Sinne nicht „abgeschaltet" wie z.B. eine stillstehende Maschine. Unsere Ohren z.B. arbeiten weiter und liefern die akustischen Reize an das Gehirn. Ganz besonders gut während der Traumphasen kann das Gehörte direkt ins Unterbewußtsein gelangen (tagsüber muß man erst den Weg zum Unterbewußtsein öffnen). Diese Tatsache können Sie sich zunutze machen:

Sie brauchen Ihre besprochene Endloskassette (siehe Kapitel „Ich höre mich schlank, S. 239). Wenn Sie noch keine haben, dann kaufen Sie eine und besprechen Sie sie so, wie es im Kapitel „Ich höre mich schlank, S. 239. beschrieben ist. Sie benötigen einen Kassettenrekorder, den Sie neben Ihr Bett stellen und eine Zeitschaltuhr. Stellen Sie die Zeitschaltuhr so ein, daß sich der Kassettenrekorder 90 – 120 Minuten nach dem Einschlafen einschaltet. Sollten Sie schwer und unregelmäßig schlafen, so wählen Sie einen Zeitpunkt am Morgen, ca. 30 Minuten bevor Sie aufwachen.

Der Ton sollte so laut (oder leise) sein, daß Sie Ihre Tonband-stimme gerade noch hören, Ihr Schlaf jedoch nicht gestört wird.

Es ist völlig ausreichend, wenn Sie das Band täglich für 10 – 15 Minuten laufen lassen.

Diese Methode hat sich in meiner Praxis als sehr effektiv erwie-sen. Es gibt diverse wissenschaftliche Untersuchungen, die diese Erfolge bestätigen. Das liegt daran, daß im Schlaf der Zugang zum Unterbewußtsein nicht durch das Bewußtsein versperrt ist.

Also, schlafen Sie sich schlank!

Anleitung für einen Kurzschlaf

Ein Kurzschlaf von 10 – 30 Minuten ist sehr erholsam. Sie können dabei entweder liegen oder sitzen. Gönnen Sie sich tagsüber ein-fach „kurz zu schlafen", wann immer Sie müde sind. Das wird Ihre Leistungsfähigkeit erheblich steigern und viel Freude in Ihnen auslösen. Und der Effekt auf Ihr Eßverhalten: Wenn Sie ausgeruht und zufrieden mit sich sind und sich am Leben freuen, dann essen Sie weniger!

– Bevor Sie beginnen, denken Sie sich ein Weck-Ereignis aus: Der Wecker klingelt, das Telefon läutet, der Schlüsselbund, den Sie in der Hand halten, fällt zu Boden ...... usw.

– Legen oder setzen Sie sich hin, und schließen Sie die Augen.

– Sagen Sie sich: „Mein Körper ist vollkommen entspannt." Atmen Sie dabei langsam und tief aus. Wiederholen Sie die-sen Satz einige Male.

– Dann sagen Sie sich: „Mein Geist ist vollkommen entspannt." Atmen Sie dabei langsam und tief aus.

Wiederholen Sie beide Sätze so lange, bis Sie die Entspan-nung spüren.

– Wenn Sie sich ganz entspannt fühlen, dann sagen Sie sich: „Ich befinde mich in tiefem Schlaf. Ich werde in dem Augen-blick wieder aufwachen, wenn ...... (Beschreiben Sie die ausgedachte Wecksituation, z.B. wenn der Wecker klingelt). Ich werde mich dann so erfrischt und munter fühlen wie nach einem 8-stündigen tiefen festen Schlaf."

Wiederholen Sie diese Sätze, bis Sie eingeschlafen sind.

— Sobald Sie aufgewacht sind, sollten Sie die Augen dreimal öffnen und schließen, dreimal kräftig ein- und ausatmen und beide Arme dreimal an den Körper schlagen. Gähnen Sie danach, und strecken Sie sich nach Herzenslust. Sagen Sie sich dazu: „Ich bin jetzt frisch und munter."

Die Kunst des Kurzschlafens bedarf — wie alles Neue — einiger Übung. Lassen Sie sich nicht entmutigen, wenn Sie nicht gleich beim ersten Mal einschlafen. Sie werden sich trotzdem hinterher erholt fühlen. Und irgendwann schlafen Sie einfach ein.

Dann haben Sie wieder ein wichtiges neues Werkzeug erlernt, das Ihr Leben erleichtern wird.

Entspannen Sie sich mit Freude.

Hier

ist nun die von mir vorgeschlagene *Reise-Route* beendet.

Haben Sie bis jetzt in dem Buch nur gelesen, ist nun der nächste Schritt, daß Sie Ihre eigene *Reise-Route* zusammenstellen und an dem jeweiligen Ort so lange verweilen, bis Sie das angebotene *Lernziel* erreicht haben.

Ich wünsche Ihnen hierbei viel Spaß und eine gute Reise!

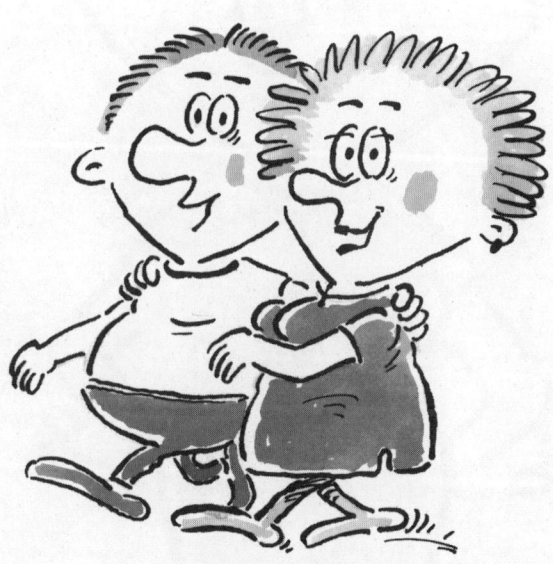

Teil V
Meine Ankunft

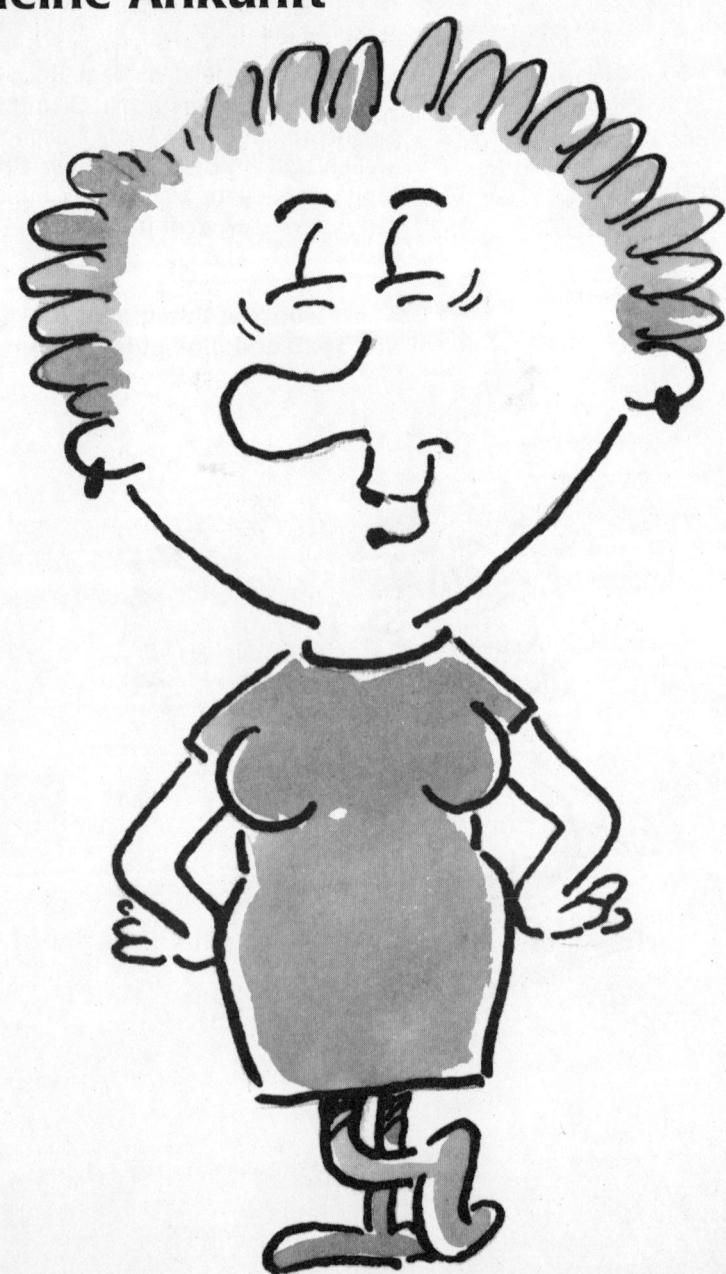

Ich bin schlank!

Eine lange *Reise* liegt hinter Ihnen: die *Reise von Dick nach Schlank*. Nun sind Sie endlich, dank Ihrer Ausdauer und Ihres Einsatzes, am Ziel Ihrer Träume angekommen. Jetzt ist es soweit! Herzlichen Glückwunsch!

Sie fühlen sich, Sie spüren Sich, Sie sehen sich

**Sie sind schlank(er)
und Sie sind innerlich gewachsen!**

Sie haben viel gelernt; Sie haben Altes losgelassen; Sie haben eine liebevollere Beziehung zu sich selbst aufgebaut (vielleicht auch zu anderen) und vieles mehr. Sie stehen jetzt wie „neugeboren" im Leben.

Auch Ihr Leben hat sich verändert! Es ist reicher geworden. Sie haben viel erreicht, und heute ist der Tag, dies zu würdigen.

Machen Sie diesen Tag zu einem Festtag: Er ist der Tag Ihres *Erfolges*. Ein Tag zum Feiern, Beglückwünschen, Jubilieren, Genießen, Bewundern und zum Stolzsein!

**Ich wünsche Ihnen wundervolle
Stunden mit sich selbst!**

Ein paar Tage später:

Nehmen Sie sich nun Zeit, die *Reise* noch einmal wie einen Film vor Ihren Augen ablaufen zu lassen. Erinnern Sie sich an den Weg, den Sie gegangen sind und an die Schritte, die Sie gemacht haben.

Die folgenden Fragen werden Ihnen helfen, sich das bewußt zu machen, was Sie erlebt und gelernt haben.

Genießen Sie es, Ihre inneren „Reise-Fotos" noch einmal zu betrachten.

Hat sich die Reise für Sie gelohnt?   Ja/Nein

Wenn ja, wodurch? . . . .

. . . .

. . . .

. . . .

Was hat Ihnen am meisten geholfen?

. . . .

. . . .

. . . .

Was hat Ihnen am meisten Schwierigkeiten bereitet?

. . . .

. . . .

. . . .

Was hat Ihnen am meisten Freude gemacht?

. . . .

. . . .

. . . .

Was haben Sie alles gelernt?

....

....

....

Welches Lernerlebnis hat Sie beeindruckt oder aufgeweckt?

....

....

....

Welches war Ihr größter Schritt, wie und wodurch konnten Sie ihn tun?

....

....

....

Was haben Sie neben dem Schlanksein dazugewonnen?

....

....

....

Was hat sich alles in Ihrem Leben verändert?

....

....

....

....

Werden Sie diese Reise anderen empfehlen? Ja/Nein

Jetzt betrachten Sie Ihren Glauben bezüglich des *Schlank-Bleibens.*

Haben Sie Vertrauen, daß Sie es schaffen, schlank zu bleiben?
Ja/Nein

Wenn ja:	Unterstützen Sie diesen Glauben mit Hilfe von Affirmationen, z. B. „Ich kann mein Gewicht halten, egal, was passiert." (Siehe Kapitel „Ich denke positiv", S. 131)
Wenn nein:	Finden Sie Ihre Glaubenssätze für Ihre eher negative Haltung heraus, und bearbeiten Sie diese. Wie das geht, haben Sie im Kapitel „Ich denke mich schlank", S. 222 gelernt.
Vergessen Sie nicht:	**Schlanksein** ist nicht ein bestimmtes Körpergewicht, sondern eine bestimmte geistige Haltung, verbunden mit einem bestimmten Körpergefühl.

Nehmen Sie dieses Buch voller Zuversicht in die Hand, wenn Sie merken, daß sich dickmachende Gedanken, Gefühle und Haltungen wieder „einschleichen".

Zum Schluß noch eine Frage:

Wissen Sie schon, was Sie als nächstes erreichen wollen? Kennen Sie das Ziel schon? Wollen Sie lernen, mehr Erfolg zu haben? Wollen Sie lernen, eine wirklich lebendige Beziehung zu leben? Wollen Sie innerlich und äußerlich reich werden?

Wie so etwas geht, fragen Sie?

Der erste Schritt heißt:

Ich gestehe mir ein . . . .

Das Schlank-Bleiben

Hier habe ich Ihnen noch einmal auf einen Blick zusammengestellt, was Sie auf jeden Fall *schlank bleiben* läßt:

- Lassen Sie Ihre Angst vor dem Essen ganz los.
- Essen Sie wie ein(e) Schlanke(r) (siehe Kapitel „Ich esse mich schlank", S. 212.)
- Achten und lieben Sie sich selbst, und finden Sie sich schön. Gehen Sie auch mit anderen Menschen so um.
- Bleiben Sie in ständigem Kontakt mit sich selbst.
- Pflegen Sie nährende Kontakte.
- Stellen Sie sich immer wieder den anstehenden Konflikten.
- Seien Sie aktiv – körperlich, geistig, seelisch.
- Gönnen Sie sich Erholung und Zeit mit sich selbst.
- Nehmen Sie das Leben „leicht".

Sollten Sie dennoch einmal wieder zunehmen: Nehmen Sie jedes zugenommene Pfund als eine Chance, um Neues über sich zu erfahren.

Mein Buch wird Ihnen auch dabei wieder gute Dienste leisten.

Sie sehen: Auch *Schlank-Bleiben* ist kein Zustand, auf dem man sich ausruht, sondern eine Art, wie man mit sich und dem Leben umgeht.

Begreifen Sie das Leben als einen Lernprozeß!

Liebe Leserin,
lieber Leser,

hiermit möchte ich mich von Ihnen verabschieden. Ich habe Sie sehr gerne auf dieser *Reise von Dick nach Schlank* begleitet und freue mich mit Ihnen, wenn Sie Ihr Ziel (oder Teilziel) erreicht haben.

Denen, die es nicht geschafft haben, wünsche ich von Herzen, daß Sie nicht resignieren, sondern daß Sie herausfinden, woran es gelegen hat, und daß Sie dann einen neuen frischen Anlauf nehmen.

Ich freue mich sehr, wenn Sie mir von Ihren Erfahrungen berichten.

Um Ihnen die Antwort zu erleichtern, habe ich für Sie einen Fragebogen vorbereitet, den Sie nur raustrennen brauchen, um ihn mir zu schicken. Sie können mir natürlich auch einfach so schreiben.

Ich wünsche Ihnen weiterhin viel Lernen und Freude auf Ihrem Lebensweg!

Herzlichst, Ihre

Zum Zurückschicken

Sind Sie am Ziel der Reise angekommen?   Ja/Nein
Wenn nein: Woran liegt das Ihrer Meinung nach?

....

....

....

....

Wenn ja: Finden Sie, daß es eine gute Entscheidung von Ihnen war, die *Reise von Dick nach Schlank* anzutreten?   Ja/Nein

Wieviel Zeit haben Sie für diese Reise aufgewendet?

....

Hat sich die Reise für Sie gelohnt?   Ja/Nein

Wenn ja, wodurch?

....

....

....

....

Was haben Sie neben dem Schlanksein gewonnen?

....

....

....

....

....

Was haben Sie alles gelernt?

....
....
....
....
....

Welches Lernerlebnis hat Sie beeindruckt?...................

....
....
....
....

Was hat sich alles in Ihrem Leben verändert?

....
....
....
....
....

Werden Sie diese Reise anderen empfehlen?   Ja/Nein

Herzlichen Dank im voraus!

Literatur

Nina H. Larisch-Haider	Die ANTI-DIÄT Pyramide, Context Verlag, Bielefeld, 1987
H. u M. Diamond	Fit fürs Leben, Ritterhude 1987
Shakti Gawain	Leben im Licht, München 1987
M. Scott Peck	Der wunderbare Weg, München 1978
Dr. J. Rodin	Das richtige Gewicht, München, 1985
Stuart Wilde	Wunder, Wessobrunn 1987
Sondra Ray	Schlank durch positives Denken, München 1986
Susie Orbach	Anti-Diät-Buch, München 1978
Susie Orbach	Anti-Diät-Buch, München 1983
Dr. L. u. L. Pearson	Psycho-Diät, Reinbek b. HH. 1973
Thorwald Dethlefsen	Krankheit als Weg, München 1983
Ken Keyes jr.	Das Leben genießen trotz allem, Waldeck 1986
Michael Mary	Wirklich lieben, Großensee 1988
Rosi Wesselhöft	Verwirklichung als Frau – ein Weg zur Weiblichkeit, Buchholz 1988
R. Smothermon	Drehbuch für Meisterschaft im Leben, Bielefeld 1986

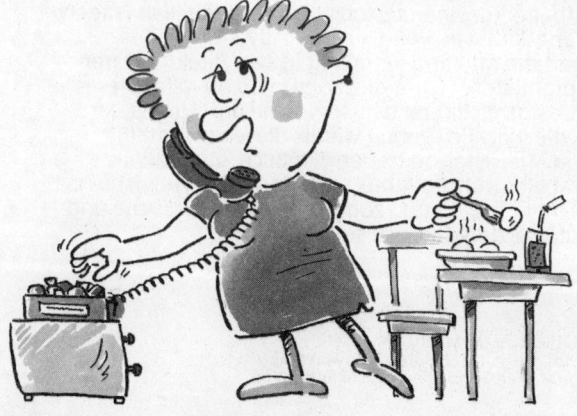

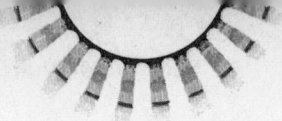

ICH BIN
**Gespräche mit
Sri Nisargadatta Maharaj**

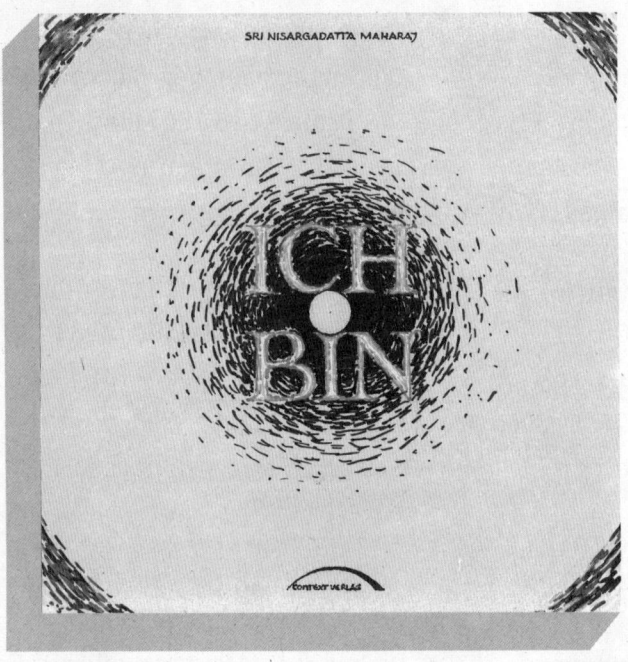

Jede ernsthafte Auseinandersetzung mit spirituellen Fragen
endet zwangsläufig in Non-Dualität - Advaita.
Sri Nisargadatta Maharaj vermittelt in sehr direkter klarer
und kompromißloser Form die Essenz von Advaita. Dieses
Buch ist die Aufzeichnung der Gespräche und Fragen der
Wenigen, die glücklich genug waren, diesen wahrhaftig
einmaligen Menschen zu treffen. Ein Buch, das man als
unakzeptabeles Konzept abtut oder das einen zutiefst packt
und nicht mehr losläßt und zum Endpunkt jeder Suche und
Auseinandersetzung mit sich selbst wird.

Sri Nisargadatta Maharaj/Maurice Frydman
ICH BIN - Gespräche mit Sri Nisargadatta Maharaj
Übersetzt von Heiner Siegelmann + Gilda Remscheid

DREHBUCH I
DREHBUCH für MEISTERSCHAFT im LEBEN

Es gibt jemanden,
der IHR Erleben
von einem Moment
zum anderen
von Grund auf ändern
und IHR Leben zu
wahrer Meisterschaft
führen kann:

SIE SELBST

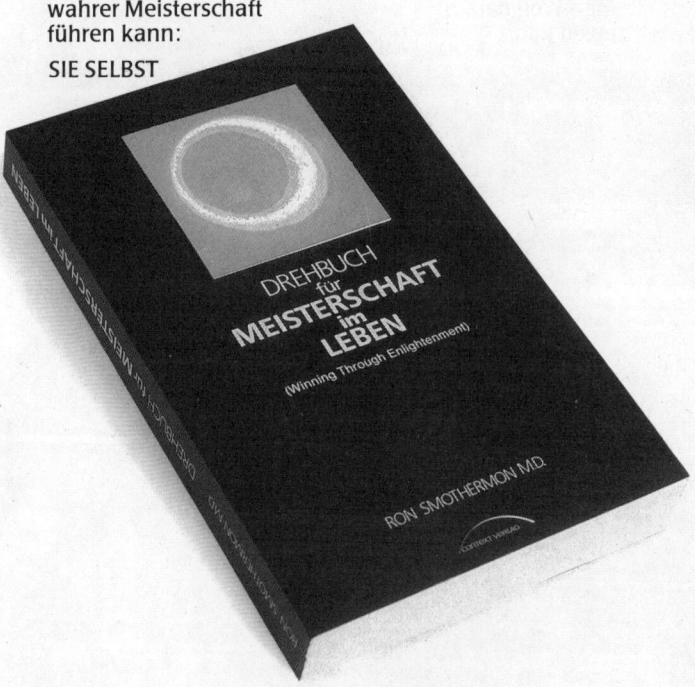

„Das erste Buch, das aus der erlebten Einsicht
geschrieben worden ist, daß wir einen Verstand
haben und nicht unser Verstand sind. Wenn von
Transformation und Wandlung gesprochen wird -
hier ist sie nachvollziehbar beschrieben. Es ist das
Buch zum Leben des Lebens. Es gibt wohl kaum ein
anderes Buch, das den Prozeß des Wach- und Gesund-
werdens so tiefgehend und nachhaltig beeinflussen
kann."
Dr. Henning von der Osten

Ron Smothermon M.D.
Drehbuch für Meisterschaft im Leben
ISBN 3-926257-00-8

DREHBUCH II
DAS MANN/FRAU BUCH
Die Transformation der Liebe

Es gibt jemanden,
der die Konflikte
zwischen Ihnen
und Ihrem Partner
wirklich verstehen
und Ihnen
einen Weg daraus
zeigen kann.

Neue, überraschende Antworten gibt der amerikanische
Psychotherapeut, Ron Smothermon M.D., auf die Frage
nach den Gründen für unsere Schwierigkeiten mit dem
anderen Geschlecht.
Ein Buch, daß die wirklichen Regeln des ältesten Spiels
dieser Erde verständlich macht und „Strategien" zeigt,
mit denen beide Spieler gewinnen können,
Sie u n d Ihr Partner.

Ron Smothermon M.D.
Drehbuch II, DAS MANN/FRAU BUCH
ISBN 3-926257-01-6